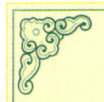

《 国医绝学百日通 》

婴幼儿经络抚触按摩

李玉波　翟志光　袁香桃◎主编

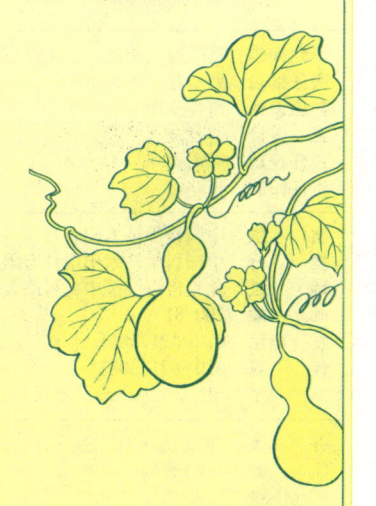

中国科学技术出版社
·北　京·

图书在版编目(CIP)数据

婴幼儿经络抚触按摩 / 李玉波, 翟志光, 袁香桃主编. —— 北京:中国科学技术出版社, 2025.2
(国医绝学百日通)
ISBN 978-7-5236-0766-4

Ⅰ.①婴… Ⅱ.①李… ②翟… ③袁… Ⅲ.①婴幼儿—经络—按摩疗法(中医) Ⅳ.①R244.1

中国国家版本馆CIP数据核字(2024)第098646号

策划编辑	符晓静 李洁 卢紫晔
责任编辑	曹小雅 王晓平
封面设计	博悦文化
正文设计	博悦文化
责任校对	邓雪梅
责任印制	李晓霖

出 版	中国科学技术出版社
发 行	中国科学技术出版社有限公司
地 址	北京市海淀区中关村南大街16号
邮 编	100081
发行电话	010-62173865
传 真	010-62173081
网 址	http://www.cspbooks.com.cn

开 本	787毫米×1092毫米 1/32
字 数	4100千字
印 张	123
版 次	2025年2月第1版
印 次	2025年2月第1次印刷
印 刷	小森印刷(天津)有限公司
书 号	ISBN 978-7-5236-0766-4 / R·3282
定 价	615.00元(全41册)

(凡购买本社图书,如有缺页、倒页、脱页者,本社销售中心负责调换)

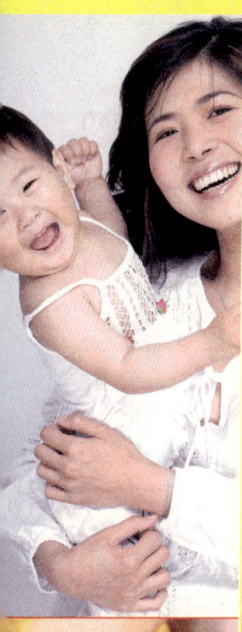

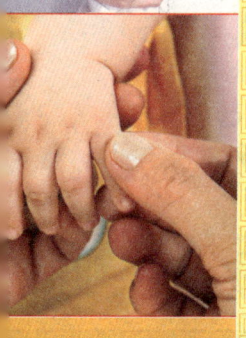

【目录】

第一章
经络是激发孩子健康成长的灵丹妙药

经络抚触按摩深受父母欢迎的原因……………………2
给婴幼儿进行经络抚触按摩的好处……………………5
经络抚触按摩前的准备工作………………………………10

第二章
经络抚触按摩前需掌握的基本常识

婴幼儿抚触与按摩的适宜年龄…………………………20
结合孩子年龄发育进行抚触与按摩……………………22
应熟练掌握的基本抚触按摩手法………………………25
婴幼儿抚触与按摩的问与答………………………………30
常用穴位定位及其操作、主治速查表…………………33

第三章
经络抚触按摩治常见小病

给生病孩子进行抚触与按摩时的注意事项……………40
便秘…………………………………………………………41
腹痛…………………………………………………………46
腹泻…………………………………………………………48
不易入睡……………………………………………………51
咳嗽…………………………………………………………54

鼻塞..58

夜啼..60

吐奶..63

感冒..65

发热..68

第四章
经络抚触按摩激发潜能方略

身高——促进骨骼发育，帮助孩子达到理想高度..................70

智力——促进大脑发育，让孩子变得更聪明..........................73

视觉——激发视觉潜能，完善孩子的视力..............................77

听觉——激发听觉潜能，完善孩子的听力..............................80

体质——促进筋骨发育，增强体格..82

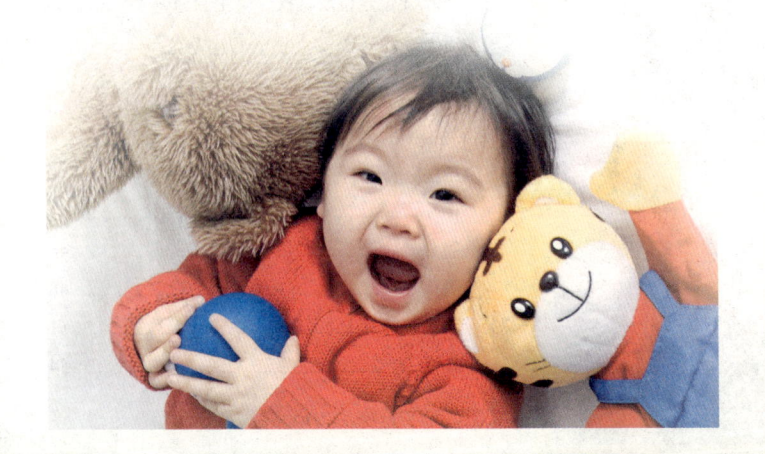

免疫力——激发免疫潜能，筑起健康防护网..........................85

消化——促进消化吸收，提供机体发育需要..........................89

皮肤——调节激素分泌，呵护肌肤健康..................................92

第一章 经络是激发孩子健康成长的灵丹妙药

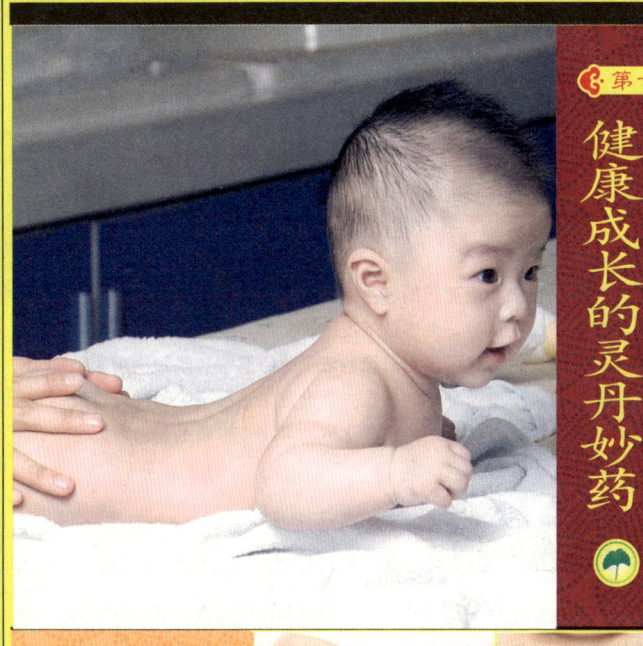

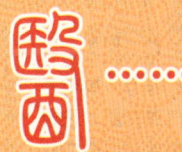

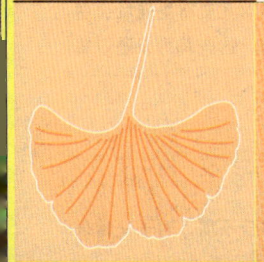

前言……

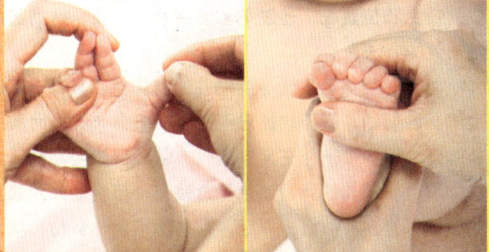

目前，儿童经络养生受到越来越多的父母关注，这多半是由于经络托触与按摩对婴幼儿的生长发育和亲子关系均有着至关重要的作用，且经络托触与按摩对婴幼儿无毒无害，极富人性化。父母只需做好事前的各项准备、取用合适的精油、挑选恰当的时间和地点，并根据婴幼儿的喜好，对症托触或按摩，除病去痛、强身保健的效果会如期而至。

经络抚触按摩深受父母欢迎的原因

经络养生是现代社会新近流行的养生术，而婴幼儿经络养生更受诸多父母的欢迎和推崇。专家认为，大多数情况下，父母只要懂得婴幼儿经络养生的一些基本常识，基本就可以用自己的双手为心肝宝贝解除病痛、抵挡外邪的入侵，帮助孩子增强身体的抵抗力，有效防治孩子生长发育过程中出现的小病小痛。那么，婴幼儿经络养生究竟有哪些神奇的魅力，以至能够吸引众多父母的目光呢？

符合婴幼儿身体特点

婴幼儿经络养生是根据婴幼儿的形体、生理和病理特点，以及特定穴位的特点和位置等，通过刺激脉络及其穴位，达到防治小儿疾病和强身保健功效的方法。

可见，经络养生法与婴幼儿的身体特点具有一定的统一性。例如：出生不久的婴幼儿脏腑功能还不完善，气血未充，而肺主气，此时父母给其补肺经，可为孩子补充足够的气，从而促进婴幼儿体内的气血充盈，改善其体质；婴幼儿的脾胃消化能力较弱，但婴幼儿对营养的需求却很大，此时父母可为其补脾经、胃经，帮助脾胃运化食物，从而能够更好地满足婴幼儿对营养的需求。另外，肾为先天之本，想要让婴幼儿变得更强壮、健康，在补脾经和肺经的同时，补肾经也是非常重要的。这些都可以通过简单的按摩和抚触达到。

减轻孩子痛苦的理想疗法

婴幼儿向来喜甜恶苦，生病吃药对于他们来说痛苦不堪，对于父母来说也是一种煎熬，然而抚触或按摩疗疾用于治病和防病相比之下会更加适合婴幼儿，也深受孩子们的喜爱，更帮助父母省去不少烦恼。

抚触与按摩仅通过简单刺激婴幼儿经络的小动作，便可达到缓解病情、改善症状的

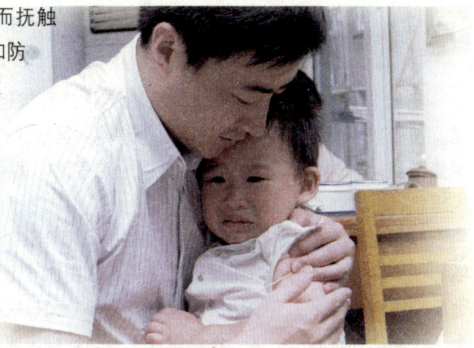

大多数婴幼儿都会害怕吃药和打针，这时的爸爸和妈妈可以选择特定穴位的抚触按摩，以缓解和改善病症。

目的，这既可以避免吃药时孩子发生呕吐的现象，又可以杜绝孩子因为惧怕打针而撕心裂肺地哭喊甚至发生晕厥。因为经络养生疗法的应用，只需要孩子静静地躺着或者舒服地坐着，然后通过父母温柔的抚触和轻柔的按摩，就可以轻松解决小病和小痛。

无不良反应的自然疗法

俗话说"是药三分毒"，无论是中药，还是西药，或多或少会有一定的害处，如中药调配不当或熬煮不当就会成为"毒药"，西药大多有一些隐藏的不良反应。

西医在救治小儿时，一旦无计可施，就会比较钟爱于抗生素的使用，这对于婴幼儿的身体和大脑有比较大的不良反应，且未必管用。而相比之下，婴幼儿经络养生就是一门无毒无害的养生绝学，尤其是经络抚触按摩，仅仅依靠父母的双手在婴幼儿的体表施行各种适宜的抚触按摩手法，就可以轻松解除病患，对一些慢性病、疑难杂症的疗效甚至更加显著。

又因为经络养生法没有不良反应，因此可以避免小病转变为大病，也不用担心婴幼儿的智力发育受到影响、大脑受到损伤等。正因如此，当今医学界也将其称为"无创伤医学"或"自然疗法"。

操作简单、易学

抚触与按摩，这套历史悠久的独特疗法可以轻松帮天下父母解决难题。按摩以中医的脏腑和经络学说为基础，结合了西医的优点，只需将双手置于婴幼儿体表的特定部位上施以一定手法，即可调理机体功能、缓解病理状况，达到治病防病的效果。

从抚触按摩的方法上看，这绝对是一门简单易学的方法，对于简单的抚触和按摩治疗小病，根本不需要掌握多么深奥的理论知识，也不需要使用多么高新的科技或多么专业的医疗设备或装备。父母仅仅需要找到婴幼儿全身上下正确的穴位和反射区，然后用双手轻轻地按压或揉掐，利用正确的按摩手法和操作方法，在熟能生巧之后即可轻松地帮助孩子缓解病痛。

另外，抚触和按摩不受时间和地点的限制，在任何时候都可以进行，哪怕孩子正在玩耍或正在睡觉，父母都可以用温暖的双手给婴幼儿抚触与按摩。当婴幼儿的病痛在父母的双手下得到缓解，这会在很大程度上增强父母的自豪感，更加有利于对婴幼儿的全身心照顾。

总之，抚触按摩对于婴幼儿来说有诸多奇效，父母应该尽早给婴幼儿抚触按摩，小儿抚触按摩年龄越小，效果往往会越好，因为随着年龄的增长，机体对此法的感知力会明显下降。

国医小课堂

当婴幼儿经常患病，你应该首先想到有哪些因素影响婴幼儿的身体健康。

◎**遗传**：孩子先天免疫力低下是由遗传因素决定的，但这种情况并不多见，后天因素对孩子免疫力的影响起着决定性作用。

◎**喂养方式**：母乳尤其是初乳中含有多种抗体，能有效提高孩子的免疫功能。出生后4个月内的婴儿一般不易生病。而吃奶粉长大的婴儿，抵抗力比食母乳长大的婴儿要低，即使食用配方奶粉也无法改变这一事实。

除此之外，你还应该做到：

◎尽力为婴幼儿提供一个合理的成长环境。

◎合理规划婴幼儿的日常饮食，不偏食，保证营养充足，还应多吃蔬菜、水果。

◎培养婴幼儿良好的生活习惯，早睡早起、适量运动、饮食规律等。

给婴幼儿进行经络抚触按摩的好处

婴幼儿抚触与按摩听起来非常神秘，其实它只不过是一项特殊的亲子互动游戏，对父母和孩子都是大有益处的，绝对是一项看似小却有着大大能量的活动！

对孩子的好处

婴幼儿抚触与按摩深受父母喜爱，这多半是因为这项简单且便捷的活动对婴幼儿的健康成长有着不同凡响的意义。那么这项活动对孩子究竟有哪些好处呢？

培养婴幼儿的优良性格

婴幼儿经常受到亲人的抚触与按摩，不仅不会感到孤单、寂寞，还能产生安全、自信、备受呵护的感觉。常受亲人抚触或按摩的婴幼儿，情绪稳定、心情舒畅，很少出现紧张、恐惧的心理。同时父母的良好性格也可以感染婴幼儿，使其变得宽厚仁慈、热情豪爽、大度宽容。在抚触按摩的过程中，婴幼儿与父母进行着心与心的交流，在这种温馨平和、没有吵闹、爱意融融的氛围中，婴幼儿的心灵会受到同化，被爱心填得满满的，这样的婴幼儿性格开朗、活泼大方、平易近人。

调节婴幼儿的身心健康

调查研究发现，经常接受抚触与按摩的婴幼儿体重要比普通婴幼儿高1.47倍，专家认为，婴儿出生后对新环境会产生不适，先前温暖、熟悉、

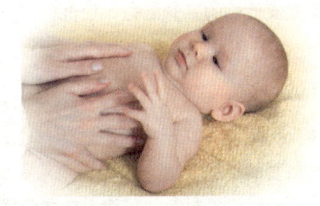

经常给孩子做抚触按摩，有利于孩子的身心发育。

有限的空间消失了，取而代之的是一个从未见过的新环境，此时，如果常给他们做抚触或按摩，能帮助他们尽快地适应新环境。同时，抚触与按摩还能有效地增强食欲，增加体重；通过抚触或按摩，还可以提高婴幼儿的进食量、促进胰岛素的分泌，而胰岛素可促进糖组织的利用与蛋白质及核酸的合成；抚触与按摩也可以促进胃酸分泌、加强胃窦收缩和其他消化道功能。另外，婴幼儿身上有诸多治疗疾病的特效穴位，爸爸和妈妈经常给婴幼儿抚触和按摩，对于调理全身生理功能、强身健体、日常保健以及调节心情有着至关重要的作用。

增强婴幼儿的爱心

培养婴幼儿的爱心，离不开父母的抚触与按摩，婴幼儿能从父母的爱抚和笑容里获得最大的安慰和满足，从而感受到父母内心深处的爱，这种爱在婴幼儿幼小的心灵深处种下了一颗善意的种子，时刻影响着他们的行为。婴幼儿因为被爱，才懂得怎样去爱。婴幼儿的内心世界本是一片空白，他们表达情感的方式，会受到父母及亲人的影响，若从婴幼儿降生的第一天起，就对他们进行爱的抚触，这会令他们更具爱心，更加勇敢、独立和自信。

提高婴幼儿的自我认识能力

出生不久的婴幼儿，对自身的主动认识能力并不完善，只能通过父母及亲人的抚触和按摩来加强对自身的主动认识。在抚触和按摩中，婴幼儿通过肌肤的触觉神经，将身体发出的信息传达到大脑，体会到自己的存在，逐渐对自己的身体有了一个大致的认识。这种认识需要一段很长的时间，而经常受到抚触与按摩可缩短这一时间差，只要坚持给婴幼儿做抚触按摩，就能激发他们的感知能力，使他们对自己的认识更加深入。

调和婴幼儿的体内气血

现代医学认为，按摩虽然施以机械式的刺激，但是这种机械能却可以转化为热能，从而作用于施治部位，提高局部组织的温度，促进该部位毛细血管的扩张，进一步促进血液循环，降低血液的黏稠度和血管的阻力，达到减轻心脏负荷，防治心血管疾病的功效。

若婴幼儿身患疾病，通过抚触按摩身体某个或某些特定穴位，使其对应的脏腑器官受到相应的刺激而产生一定的生理变化,达到缓解和改善病痛的目的。若婴幼儿没有患病,通过抚触按摩穴位或经络可以起到保健功效,如脾经上的穴位以及足三里穴等,均可以给婴幼儿的身体打上一个健康的烙印。

改善婴幼儿的睡眠质量

刚出生不久的婴儿,正处于生长发育的重要阶段,神经系统尚未发育成熟,容易产生疲劳,因此需要充足而深沉的睡眠,这样可使其保持愉快的情绪并诱发食欲,这对婴幼儿的成长大有裨益。抚触与按摩不仅能够帮助婴幼儿锻炼四肢的活动能力,还能放松紧绷的肌肉,同时让婴幼儿产生安全感,消除外界刺激给婴幼儿带来的惊吓,避免产生恐惧心理。抚触与按摩过程中,温馨舒适的环境可以令情绪激动的婴幼儿安静下来,使其在不知不觉中进入梦乡。这是一种全身心放松后的睡眠,不存在任何刺激因素,这样的睡眠有利于婴幼儿成长。

提高婴幼儿的身体免疫力

中医中的"正气存内,邪不可干",表明抵抗力增强对降低患病概率的正面作用。临床实践也证明,经常刺激婴幼儿的特定穴位,尤其是一些有助于增强免疫系统功能的经络,可以增强身体抵抗力,保证婴幼儿的气血充盈、健康成长。例如:推按婴幼儿的天柱穴,对治疗小儿感冒引起的发热有显著疗效;按揉劳宫穴,对治疗小儿腹痛有奇效;推摩膀胱经可补小儿体虚;在婴幼儿的掌面上,以掌心为圆心,从圆心至中指根横纹约2/3处为半径,然后按照顺时针方向画圆按摩,可以治疗小儿呕吐、吐奶等。

提高婴幼儿的交际能力

婴幼儿出生以后便融入了社会,他们的感情并不比成年人少,他们希望被爱以及与人交往。抚触与按摩则满足了他们的

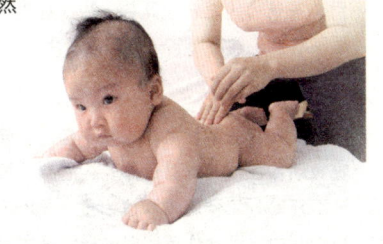

父母经常给婴幼儿按摩背部的膀胱经,有助于改善小儿体虚。

需求，使他们的身心得以抚慰，避免了因孤独、焦虑、恐惧等不良情绪导致的哭闹或生病，这一系列的良性反应，为婴幼儿健康成长提供了有利条件。婴幼儿在语言交流能力不发达的情况下，可以通过抚触、按摩与亲人进行非语言性的情感交流，在这一过程中，他们的交际能力得到了锻炼。

对父母的好处

婴幼儿抚触与按摩是一项适合普通家庭且行之有效的亲肤活动，它不需要父母额外购买太多的辅助用品，仅仅需要的是一份亲子之爱及一双温暖的手。不仅如此，父母也能从中受益不少。

缓解工作压力与疲劳

现在，抚触与按摩已经成了一种时尚，它将父母与孩子紧密地联系在一起，帮助父母理解婴幼儿的非语言性交流，使彼此间的爱进一步升华。父母用爱心倾听婴幼儿的诉说，婴幼儿则会用多种多样的表情向父母传达爱意，只不过这需要抚触与按摩做媒介，架起父母与婴幼儿间交流的桥梁。无论工作压力有多大、工作一天后有多疲惫，当双手接触到婴幼儿娇嫩的肌肤时，沉重的工作压力与疲劳感都会消失殆尽。随着抚触、按摩的进行，那血脉相连的爱，会通过双手传递到孩子的每一寸肌肤上。

节省医疗费用

抚触与按摩对婴幼儿的一些小病小痛具有一定程度的治疗和缓解作用，爸爸和妈妈若能具备一些抚触和按摩的基本常识，就可以少带孩子去医院看病，能够节省一笔医疗费用。

促进乳汁分泌

父母关爱的抚触与按摩不但能消除婴幼儿的陌生感，还能强化他们的吮吸动作，从而刺激母体乳头的感受器，并通过脊神经传入中枢神经，刺激下丘脑分泌催乳素释放因子——PRF，从而达到促进乳汁分泌的目的。婴幼儿的吮吸动作还能促进母体垂体后叶分泌催产素，使乳腺导管的肌上皮细胞发生收缩，令乳汁的排出更加顺畅。

☐ 及时地了解婴幼儿的健康状况

俗话说："痛则不通、通则不痛。"婴幼儿身上的某个穴位或反射区在按压的过程中出现疼痛难忍等不适，则多半是病变出现的征兆。如用食指指腹垂直按压婴幼儿的迎香穴，轻轻一碰就因疼痛而哭闹不已，则意味着婴幼儿的鼻子患有疾病，应立即就医诊治。

☐ 排除接触婴幼儿的心理障碍

许多初为人父人母的家长，总会担心不小心伤害到婴幼儿娇嫩的身体，由此产生了惧怕接触婴幼儿的心理障碍。虽然出生不久的婴幼儿身体比较脆弱，但也不至于动不得，只要讲究方法，依然可以享受到与他们肌肤接触时的幸福感觉。

☐ 增进亲子感情

妈妈关爱的抚触与按摩牵引着婴幼儿的情绪变化，柔软的双手将浓浓爱意传达给孩子；孩子借着妈妈温柔的抚触、按摩，领略其中的浓情爱意。孩子的举手投足、妈妈的音容笑貌都牵动着彼此的心弦，为增进双方的心灵感应创造了更加广阔的空间。

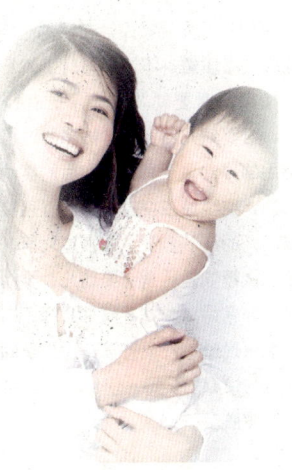

经常抚触和按摩婴幼儿，通过双手可以拉近孩子与父母之间的感情。

经络抚触按摩前的准备工作

婴幼儿专用按摩油在婴幼儿抚触与按摩过程中扮演着重要角色，能提高抚触按摩质量。不过，与时下流行的按摩精油相比，前者更适合婴幼儿抚触与按摩，对婴幼儿的健康更有益。不过，给婴幼儿做抚触与按摩的过程中所使用的精油属于稀释调和后的婴幼儿专用油，纯精油浓度较高，不宜直接接触婴幼儿的皮肤。在开始按摩之前，首先要测试精油是否适合婴幼儿。婴幼儿的肌肤非常娇嫩，如果精油选择不当，很可能出现过敏现象。第一次给婴幼儿做抚触与按摩的父母，使用精油前可先做一下皮肤试验。

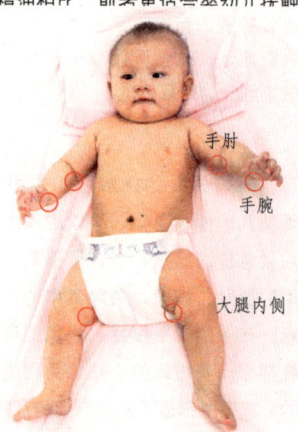

做精油测试前，应先确定适合婴幼儿测试的部位。

皮肤的操作步骤

1. 取适量精油倒在指尖上，不需要太多（图①）。
2. 将精油轻轻地涂抹在自己的手臂内侧，面积大小如1元硬币即可，10～15分钟后观察状况（图②）。
3. 再在婴幼儿的手肘、手腕、大腿内侧等部位涂精油，10～15分钟后，检查有无发疹或发红现象，如果没有出现任何异常情况即可全身使用，反之则必须更换精油（图③）。

① 精油倒在指尖上　② 在手臂内侧涂精油　③ 将精油涂于婴幼儿体表

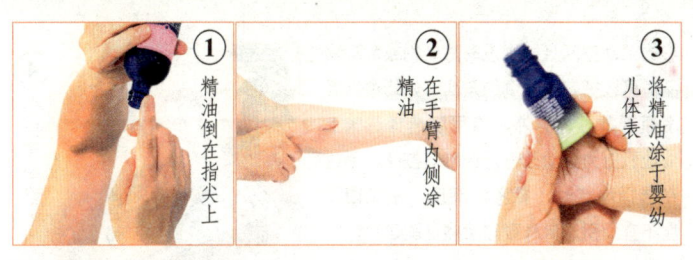

婴幼儿专用按摩精油

精油的种类	精油的特质
葡萄籽油	从葡萄种子中提炼出的油,没有怪味,在全身按摩过程中经常用到。这种精油可以"减少"体内热气,因此很适合在夏季使用
荷荷巴油	从产于美国或墨西哥等干燥地带的Jojoba果实中提炼出来的油,美国当地居民为了防止强烈日晒和防止皮肤干燥,就用这种油护肤,这种按摩油的最大特征是不易氧化
夏威夷坚果油	从夏威夷果中提炼出的油,传闻在植物油中最接近人类的皮脂,以低刺激为特征。对皮肤的渗透率高,不会出现黏腻的感觉

舒适安静的抚触按摩环境很重要

环境对于婴幼儿抚触与按摩来说尤为重要,环境是否舒适直接影响着抚触与按摩的效果。给婴幼儿抚触按摩前,选择恰当的环境是非常必要的。

选定抚触按摩地点

在家里选择一个你喜欢的地方,并把它作为固定的抚触按摩地点,以便婴幼儿能够把这个地方和抚触与按摩联系起来。不过一定要确保该地点有足够的活动空间且周围没有障碍物或危险物品，可以把容易碰倒的东西，如蜡烛、暖水瓶都拿开。另外，你可以选择在床上或地板上为婴幼儿进行抚触与按摩，不过在选择地点时，要考虑高度，避免因高度不宜而引起自身腰酸背痛（图④）。

④ 选择安全的空间

☐ 做好防范措施

抚触按摩地点确定下来后，还要铺上柔软的毛巾，并在毛巾下铺一层防水垫，以免抚触按摩途中孩子突然大小便（图⑤）。

⑤ 铺防水垫

☐ 调整室内光线

抚触按摩时的光线要柔和，以小灯泡的亮度为宜，避免灯光直接照射婴幼儿的眼睛，最好不要在日光灯下做抚触按摩。因为，处于仰卧状态的婴幼儿，很容易将视线固定在日光灯散发出的灯光上，这对婴幼儿的眼睛会造成一定程度的伤害。最好采用反射光线，婴幼儿注视这种光线时，眼睛不会受到刺激（图⑥）。

⑥ 调整室内光线

☐ 减少影响抚触按摩的声音

抚触或按摩时，电视、收音机、电话，甚至是家里的宠物都会干扰抚触按摩的进行，影响效果。抚触按摩前最好关闭电视机、收音机、电话，圈起宠物。可以播放一些柔和的音乐来渲染抚触按摩气氛。如果婴幼儿产生了困意，还可以播放一些轻柔的音乐来安抚婴幼儿的情绪，使其尽快进入睡眠状态；如果想与他们互动，可以选用一些轻快的音乐配合婴幼儿一起嬉戏（图⑦）。

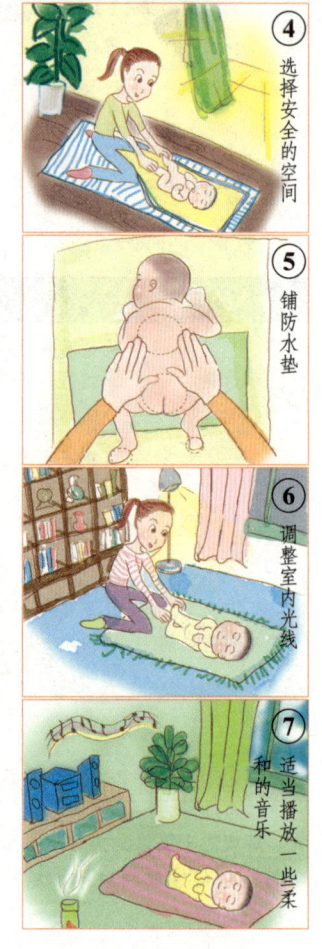

⑦ 适当播放一些柔和的音乐

不可忽略的事前准备

◎**指甲剪短并修圆**。按摩或抚触时，手随时都会碰触孩子的皮肤，指甲过长可能使婴幼儿细嫩的皮肤受到损害。因此抚触按摩前，父母应将指甲剪短且前端部分修圆。

◎**洗净双手**。婴幼儿的肌肤非常娇嫩，为其做抚触按摩时，必须注意清洁，抚触按摩前应先洗手（图⑧）。

⑧ 洗净双手

◎**正确着装**。在为婴幼儿抚触按摩时，最好穿着宽松、舒适的衣服，尽量选择可以在不勉强之下盘腿坐或能随便伸展的服装（图⑨）。

⑨ 换宽松舒适的衣服

◎**摘掉手表及各种饰品**。手表、戒指、项链等各种饰品都可能伤害到婴幼儿的皮肤，如果婴幼儿不小心接触到这些金属物品，还可能使其受到惊吓。因此，进行抚触按摩前应摘掉所有饰品，以免影响按摩（图⑩）。

⑩ 摘掉饰品

◎**扎起头发**。父母如果留有长发，抚触按摩前应该扎起来，以免抚触按摩时头发扫到婴幼儿的皮肤，分散婴幼儿的注意力（图⑪）。

⑪ 扎起头发

◎**播放柔和的音乐**。妈妈柔和、甜美的声音是婴幼儿最喜欢的声调，可作为抚触按摩的背景音乐，也可以用幽静的音乐予以替代。

◎**卸掉压力，尽量放松**。抚触按摩过程中，父母的紧张感会传给婴幼儿。父母在心情焦躁不安的情况下，可以饮用香草茶，让心情尽快稳定下来，全身放松后再开始抚触按摩。

◎**保留原有气味**。妈妈的乳房周围有顶浆分泌腺或皮脂腺，会分泌外激素，这是婴幼儿熟悉的味道，与在妈妈体内时闻到的气味完全相同，当婴幼儿闻到妈妈的气味时，往往会感到非常安心。而有些妈妈却利用各种香水掩盖身上的特殊气味，这对婴幼儿来说是非常不利的。因此，在为婴幼儿抚触按摩时，妈妈应保留原有气味，以此来安抚婴幼儿的情绪，使其配合按摩。

◎**不让按摩中断**。给婴幼儿抚触按摩时最忌讳的就是中途停止，这会严重地影响抚触按摩效果。抚触按摩前做好充分准备，事前应把所有可能发生的情况预测到，并做好应急措施。

抚触按摩前父母应该征求婴幼儿的意见，如果他们不愿意接受抚触按摩，而你却强制进行，不但达不到目的，还可能伤害到婴幼儿。因此，首先要从孩子那里"拿到"抚触按摩许可证。

婴幼儿喜欢抚触按摩的表现形式

当亲子关系非常融洽时，是能感受到婴幼儿是否愿意接受抚触按摩的。通常情况下，可凭婴幼儿当时的表情来评定他们对待抚触按摩的态度。当父母温柔的双手接触婴幼儿的肌肤时，大部分婴幼儿会表现出愉悦的神情，这是喜欢抚触按摩的重要标志，可以继续进行。

有时候，婴幼儿的目光中会闪耀出愉悦神情，并伴有愉快的"呱呱"声或呻吟声，这也说明婴幼儿喜欢抚触按摩，正在心满意足地享受抚触按摩。

6~8个月大的婴儿，可以用微

妈妈正在给孩子轻轻抚触按摩，瞧孩子笑得多甜呀！

笑向父母传递愿意接受抚触按摩的信息。有时，他们会因抚触按摩产生的舒适感而笑出声来，并会积极地配合抚触按摩。此时抚触按摩已不单单是为了保健，也成了亲子互动的一项游戏，给双方带来了无限乐趣。

婴幼儿不喜欢抚触按摩的表现形式

有时，父母无法了解婴幼儿的内心世界，不能确定他们到底是否愿意接受抚触按摩，此时，你也可以大胆一试，婴幼儿如果不愿意接受你的一番好意，会做出明确的抗议，或大声哭闹或用小手和小腿抵挡你的抚触按摩动作。

婴幼儿拒绝抚触按摩的原因

>> 音乐声音触及婴幼儿的神经

音乐声音过大会刺激婴幼儿的听觉神经，使精神处于紧张状态，无法全身放松接受抚触按摩，此时，婴幼儿同样会以哭闹的形式抵抗父母的抚触按摩动作，影响抚触按摩的顺利进行。

>> 婴幼儿完全不喜欢按摩

许多婴幼儿在初次接受抚触按摩时，反应大多会非常激烈，常以哭闹、踢腿、扭动身体、握紧拳头等方式抵抗父母的抚触按摩动作。遇到这种情况时，应立刻停止手上的动作。

当婴幼儿因外界环境因素不愿接受按摩时，可以通过抚触表达自己的关爱之情；同时，重新布置按摩环境，尽量使婴幼儿全身放松，万事俱备后再征求婴幼儿的意见，得到允许后再开始按摩。

>> 按摩手法不娴熟

按摩过程中，如果父母很紧张，或产生焦躁情绪，或因家庭及工作问题忧心忡忡时，都能被婴幼儿所感知，从而拒绝接受按摩。因为在这种情况下，父母无法将注意力完全集中在婴幼儿身上，按摩手法很可能不够连贯，令婴幼儿产生诸多不适。

恰当选择抚触按摩时间

选择恰当的抚触按摩时间很重要，直接决定抚触按摩的效果和婴幼儿对抚触按摩的感受，应该引起高度重视。以下即为父母经常犯的错误：

□ 不可以自身的时间为出发点

许多父母给婴幼儿做抚触按摩时，常以自己的时间为主，只要有时间就想给婴幼儿做抚触或按摩，完全忽略了婴幼儿的需要，此时，效果自然不好，婴幼儿拒绝抚触按摩也是合情合理的。

□ 避免在婴幼儿饥饿时抚触按摩

处于饥饿状态的婴幼儿，最需要的是妈妈的奶水，这时给他们做抚触按摩，肯定得不到支持与配合，他们往往会通过哭闹来表达饥饿和不满。

□ 在婴幼儿吃饱喝足时忌抚触按摩

婴幼儿吃饱后不适合做抚触按摩，否则会使婴幼儿消化不良或吐奶，影响其健康。此时，婴幼儿需要的不是抚触按摩，而是美美地睡上一觉，做父母的应该了解婴幼儿的这一习惯。

如果决定给婴幼儿进行长久性抚触按摩，应安排一个固定时间，每天都在这个时间为其抚触按摩，一旦这种行为形成规律，婴幼儿每到这个时间都会期待抚触按摩的到来。

抚触按摩必备的护理用品

抚触按摩前的物品准备也是一个重要环节，充分的物品准备可以使抚触按摩顺利进行，也可以提高抚触按摩质量。

□ 棉质毛巾

棉质毛巾不会给婴幼儿柔嫩的肌肤造成伤害。抚触按摩前，要准备好浴巾、毛巾，均以棉质材料为主，最好选择颜色比较柔和的（图⑫）。

□ 尿布或防水垫

抚触按摩过程中，婴幼儿可能出现排便或

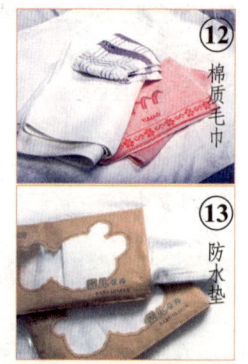

排尿的状况，抚触按摩前，将准备好的尿布或防水垫铺在浴巾下，这样遇到突发情况时，不至于因为毫无准备而变得手忙脚乱了，也可以因此避免给婴幼儿带来不适感（图⑬）。

玩具

婴幼儿在抚触按摩过程中，出现哭闹的情形是不可避免的，此时，毛绒玩具就可以发挥作用了。妈妈可以此来哄婴幼儿，使其停止哭闹，继续接受抚触按摩（图⑭）。

棉质手套

1岁以上的婴幼儿，可以使用100%的棉质按摩专用手套，这种手套可加大抚触按摩中的刺激性，使婴幼儿产生快感（图⑮）。

润肤霜

按摩润肤霜不仅能使抚触按摩顺利进行，还能滋润干燥的皮肤。含有维生素E的润肤霜即为最理想的，非常适合婴幼儿使用。另外，如果婴幼儿平时使用某一固定牌子的润肤霜，在抚触按摩过程中还可以继续使用，最好把抚触按摩和日常护理结合起来（图⑯）。

按摩精油

按摩精油最好放在一个伸手可及的容器中，以方便使用。如可以将其倒在一个小碗里，这样就不必每次都从瓶子里取了（图⑰）。

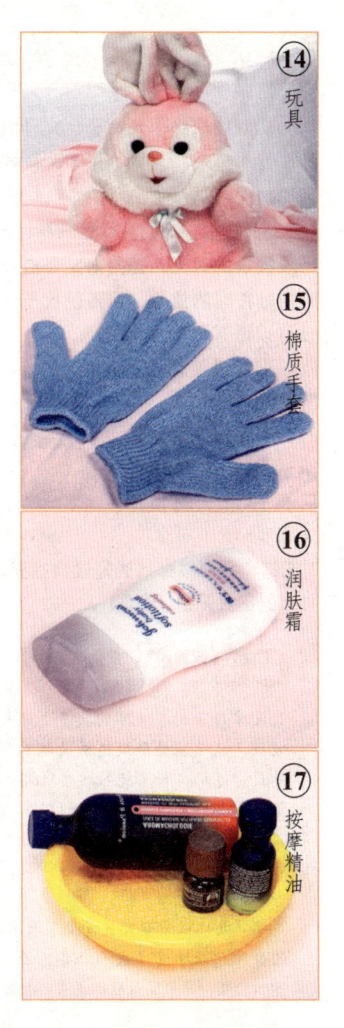

舒适的抚触按摩从这里开始

抚触按摩终于开始了,父母们别再犹豫,赶快行动起来,让婴幼儿享受科学、时尚、温馨的护理吧!

1. 婴幼儿抚触按摩的目的之一是让亲子共同度过一段快乐的时光。开始前父母应向孩子传递开始抚触按摩的信号,尽量使孩子全身放松。父母可以跟孩子玩些游戏,以促进婴幼儿尽快放松(图⑱)。

2. 双手涂抹调和好的精油,将双手搓热后再开始抚触按摩(图⑲)。

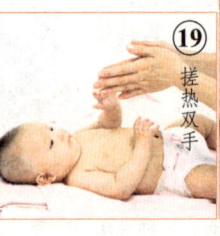

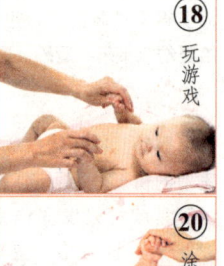

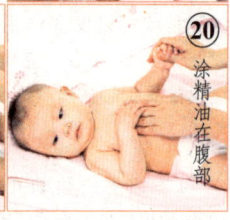

3. 把调和好的按摩精油轻轻涂在婴幼儿的腹部,这一动作往往象征着抚触按摩的正式开始(图⑳)。

⑱ 玩游戏

⑲ 搓热双手

⑳ 涂精油在腹部

国医小课堂

◎按摩精油的分量不能太多也不能太少,用多了婴幼儿的皮肤无法全部吸收,还可能给肌肤造成负担,用少了又达不到润滑、滋润的效果,取量最好适中。如果抚触按摩腹部或背部等较宽大的部分,可以取1大匙的量;若是手掌或胸底处抚触按摩,则可以1小匙为标准。

◎一般的抚触按摩顺序为:先头部,后胸部、腹部,再手部、腿部,最后是背部。孩子习惯抚触按摩之后,还可以从他喜爱的部位开始,或以当时的体势为准。

◎早产儿比正常婴儿更需要父母的抚触按摩。因为在出生的时候,他弱小的身体已经承受了成人都备感畏惧的痛苦,因此,他对新的生长环境会更加恐惧,身为父母应以温柔的抚触按摩给予补偿,陪着他一同渡过难关。

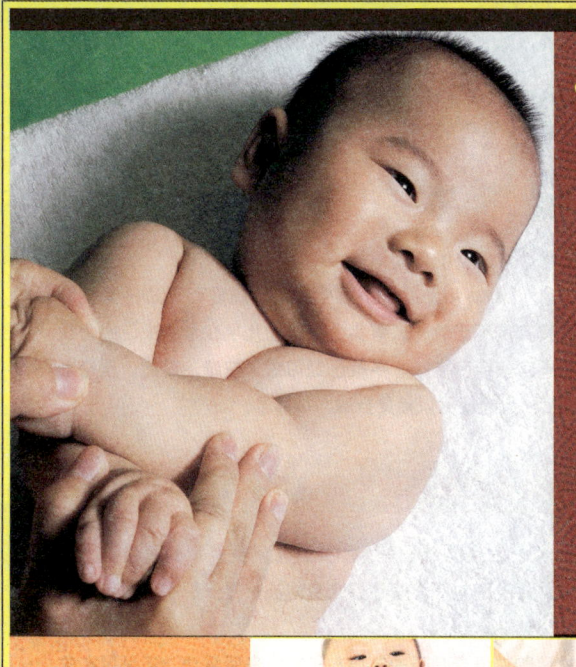

第二章 经络抚触按摩前需掌握的基本常识

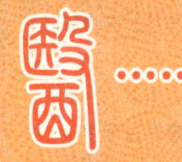

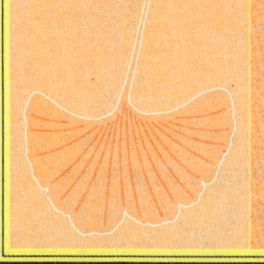

导言

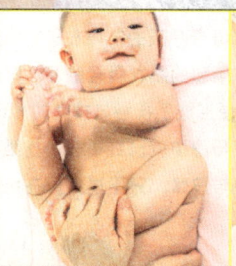

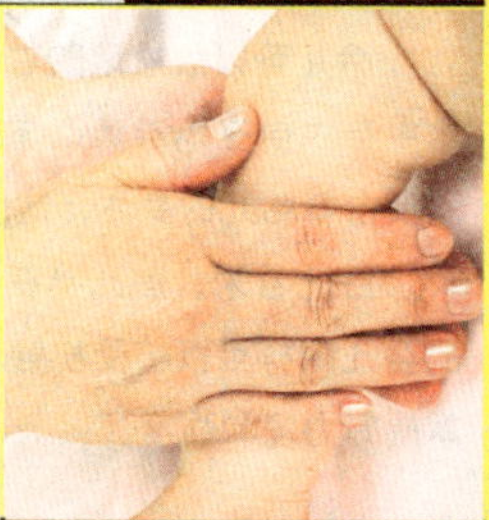

婴幼儿抚触与按摩虽然没有不良反应,但却不可任意而为,需掌握正确的按摩手法,并结合婴幼儿的年龄施以不同的力度和强度,同时还应该随着婴幼儿的性格和体质特征变换不同的抚触和按摩方式,更需要懂得有关抚触与按摩的一些基本常识,以便于在操作过程中能够随机应变、临危不乱、对症按摩。

婴幼儿抚触与按摩的适宜年龄

大多数人都认为，婴幼儿太过娇小且生命比较脆弱而无法接受抚触与按摩，这种看法其实是不正确的。事实上，婴幼儿早在母腹中，因为长时间与子宫羊水和子宫壁亲密接触，早就已经习惯了按摩，因此，理论上讲，婴儿从出生后第一天起就可以接受抚触与按摩了。

婴幼儿能接受抚触与按摩的原因

在母体子宫内成长发育的日子里，胎儿经常受到轻柔的或强有力的刺激，他的手、腿、背被压向子宫壁，整个身体被一层保护膜包围着，因此，胎儿能体会到安全和踏实感。

胎儿可以放松地随着母亲呼吸的节律在子宫中来回摇动，还可以在羊水中自由自在地游荡，与柔和的胎衣轻轻触及。同时，柔和的胎衣也轻轻地反击着胎儿的身体，这便形成了抚触与按摩的循环动作。

由此看来，胎儿早在母腹中就已经适应了抚触与按摩，所以，刚出生的婴儿同样可以接受抚触与按摩，只不过父母在抚触与按摩的过程中还应掌握好力度和强度。

婴幼儿接受抚触与按摩的必要性

帮助婴幼儿适应新环境

十月怀胎结束后，胎儿要离开熟悉的生长环境，来到一个完全不同的新世界，在这个过程中，胎儿必须承受被挤压的痛苦，加之通过脐带供养的生长方式已经结束，因此新生儿会感到茫然与恐惧。

莱伯耶认为，孩子出生后，父母的拥抱和经常抚摸是十分重要的，这可以消除婴幼儿的恐惧感，让他尽快适应新的成长环境。刚出生的婴儿非常敏感，无论是在情感上还是身体上，对外界的刺激都能快速地做出反应。由此看来，给婴幼儿进行抚触与按摩确实具有一定

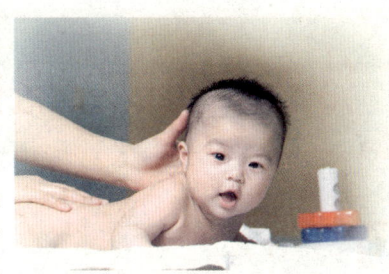

父母若能经常给婴幼儿进行抚触与按摩，可帮助孩子尽快适应新环境。

的实用性，对婴幼儿的成长发育有着至关重要的作用，从而能够影响孩子日后的身体健康状况和精神状态等。

促进婴幼儿快速成长

0~3岁是婴幼儿成长最快的时期，每一个动作出现的早晚，都预示着婴幼儿智力的发育状况。实验证明，按摩对婴幼儿成长发育有特殊功效，所以孩子出生后，妈妈可抓住孩子成长快速期对其进行抚触与按摩，不仅可以积极地促进婴幼儿的生长发育，帮助其增加身高和体重，还可以极大地促进婴幼儿的智力发育，改善大脑细胞的新陈代谢和大脑机体活动功能等。婴幼儿的每一个成长阶段都有着不同的发育特点，父母可以据此进行抚触或按摩。婴幼儿一般成长规律如下：

年龄	发育特点	年龄	发育特点
0~1个月	挺胸	2个月	认识妈妈
3个月	抬头、微笑、活动	4~5个月	抓握物品、笑出声
6~7个月	坐立、长牙	8~9个月	可爬、跪、抓物站立
10~11个月	开始学走路、咿呀学语	12个月	开始独立行走
1~2周岁	身高、体重变化大，喜欢敲打东西	2周岁以上	能记住很多词语，还喜欢问"为什么"

结合孩子年龄发育进行抚触与按摩

2~6个月

婴儿出生两个月后,身体的各方面功能都在迅速变化,此时,婴儿睡觉的时间逐渐缩短,玩乐的时间逐渐加长。此外,婴儿的好奇心、反应的灵活度、体态、语言等方面都有较大的变化,如果再想通过抚触与按摩促进其健康成长,首先要了解他的需要,选择正确的抚触与按摩方式。

配合游戏反复刺激

与婴儿一同游戏时,父母可反复使用相同的词汇,或重复同样的抚触与按摩动作,这样可提高婴儿的好奇心。父母应一边说一边进行抚触与按摩,速度不要太快,要慢慢进行。

切忌用力按压

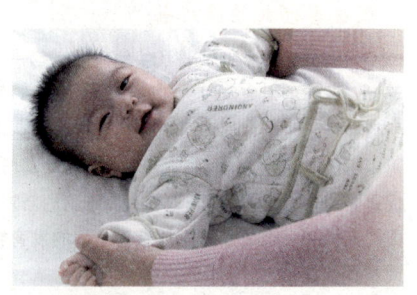

这个阶段的婴儿虽然身体已经渐渐强壮,但也不可用力按压,因为婴幼儿的骨骼非常脆弱且处于快速生长发育阶段,如若抚触与按摩时太过用力,容易伤害到他们。

2~6个月的婴儿喜欢玩乐,父母可以用游戏的方式给孩子进行抚触与按摩。

6个月至1岁

6个月至1岁的婴儿可以快速爬行了,抓住某些固定物品还能够站立起来。这个阶段的婴儿身体协调能力逐渐加强,更加活泼可爱了。在这种情况下，父母会体会到抚触与按摩的辛苦。因为，这阶段的婴儿具备了自由活动的能力，不可能再像以前那样乖乖地接受抚触与按摩。此时，不必强迫他老老实实地仰卧或俯卧，可以配合他的活动进行抚触与按摩。

☐ 配合婴儿活动进行抚触与按摩

在进行抚触与按摩的过程中，父母可能无法预知婴儿会出现什么样的举动，但不管他做出什么样的动作，都不要强加制止，必须配合其活动进行。

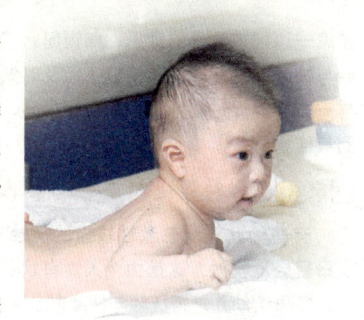

6～10个月的婴儿已经会自如爬行了，父母应该配合婴儿的动作施以抚触与按摩。

☐ 变化多种动作满足婴儿的好奇心

婴儿的好奇心逐渐加强，因此需要变换多种抚触与按摩的动作，或做几种不同的游戏、说几句不同的话。此时，如果父母不能满足婴儿的需求，也会影响抚触与按摩的效果。

1～2岁

这个时期的幼儿虽然身高、体重与1岁以内的婴儿相比都发生了很大的变化，但是仍然处于生长发育期，喜欢敲打东西、摔东西、破坏东西。同时，这个阶段也是极力要求与父母进行沟通的阶段，因此抚触与按摩必须慎重进行。

☐ 戴手套进行抚触与按摩

进入这个时期后，幼儿身上开始出现肌肉，抚触与按摩时要使用100%的棉质手套，这样会使幼儿感到更加舒适。

☐ 交流式抚触与按摩

此时幼儿已经具备了实际交流能力，虽然不能说出一句完整的话，但理解能力比婴儿时期要强很多，抚触与按摩时，父母可以一边进行抚触与按摩一边征求孩子的意见，如询问："舒服吗？""还有哪个地方需要抚触与按摩啊？"等。即使他不能及时做出回答，父母也应该与之交流，这样一方面能促进幼儿语言能力的提高，另一方面能使抚触与按摩的效果达到最佳。

配合发育特点进行抚触与按摩

有些幼儿喜欢刺激性较强的抚触与按摩方式，而有些幼儿则喜欢被父母轻轻地抚触，这是由个人发育状况所决定的。由于发育具有个体差异性，父母给幼儿进行抚触与按摩时，应根据其特点来进行。

2岁以上

这个阶段的孩子早已进入幼儿时期，此时的孩子会记住很多词语，也会成为一个"问题孩子"，经常会拉着父母问"为什么"，父母进行抚触与按摩时，可以一边对话一边进行。

让幼儿穿衣接受抚触与按摩

幼儿长大以后，会讨厌赤身裸体地展示在他人面前。这时，不要勉强他，着衣进行抚触与按摩也可以达到保健效果。

控制力道避免伤害

虽然幼儿长得较为结实了，但是在进行抚触与按摩时仍然要控制力道，因为，他与成年人不同，骨骼仍然处于生长发育期，若不小心仍然会对其造成伤害。

宽容对待幼儿的任性行为

这个时期的幼儿已经有了个人主见，并且可以自由支配个人行为，在进行抚触与按摩的过程中，他很可能会摆脱父母的手而"逃之夭夭"，任性地拒绝父母的好意。这时，耐心地讲道理是"制服"任性孩子的一条良策，如果他坚决不配合，也不要勉强，任其玩耍后，再继续进行抚触与按摩。

应熟练掌握的基本抚触按摩手法

给婴幼儿进行抚触与按摩是为了促进其健康成长，手法、方式不正确，抚触与按摩就失去了原有的意义。为了提升抚触与按摩的效果，必须掌握婴幼儿抚触与按摩的正确手法。

正确的抚触或按摩手法

用整个手掌进行抚触与按摩

这种手法适用于面积较大部位的抚触与按摩，如背部、腹部、臀部，可将整个手掌全部放在婴幼儿的肌肤上。不过使用这种手法时，应注意不要将身体的全部力量聚集在手掌上，不是压迫，而是滑动手。这种按摩方法可以促进淋巴或循环系统发育，达到促进新陈代谢的目的（图①）。

用两三根手指进行抚触与按摩

抚触与按摩肩膀、腰、脸颊、手指、脚趾时，一般会使用两根或三根手指，不管利用三根手指还是两根手指，都不是在指尖上用力，而是用整个指腹柔和地抚触与按摩（图②）。

① 手掌按摩

用拇指指腹进行抚触与按摩

这种抚触与按摩手法一般用在手掌、脚掌等部位。使用拇指指腹抚触与按摩时，应注意力度的把握。这种抚触与按摩手法最容易用力过度，对婴幼儿来说抚触与按摩时需小心翼翼地用力，应极力避

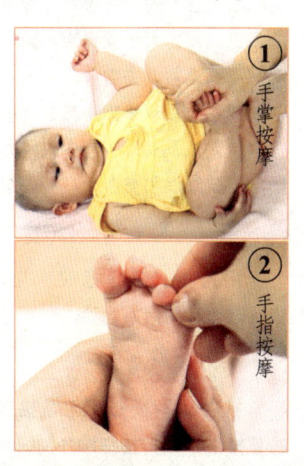

② 手指按摩

免用力按压穴位，最好用拇指指腹在皮肤表面轻柔地滑动（图③）。

□ 手弯成杯子状进行抚触与按摩

将手弯成杯子形状，掌心充满空气，以拍打的形式进行抚触与按摩，会发出清脆的拍打声。当然，这并不是真正意义上的拍打，这种拍打方式婴幼儿并不会感到疼痛。抚触与按摩背部时，这种拍打法经常被运用，它能促进血液循环（图④）。

□ 捏法

◎ **捏脊法**：用双手拇指和食指做捏物状手形，自腰骶开始，沿脊柱交替向前捏捻皮肤；每向前捏捻三下，用力向上提一下，至大椎为止，然后以食指、中指、无名指指端沿着脊柱两侧向下梳抹；每提捻一遍随后梳抹一遍。在操作过程中，所提皮肤多少和用力大小要适当，而且要直线向前，不可歪斜（图⑤）。

◎ **挤捏法**：用双手拇指与食、中、无名指指端自穴位及其周围向中央用力挤捏，至局部皮肤红润和充血为宜（图⑥）。

□ 捻法

用拇指、食指指腹，捏住一定部位，做对称的用力捻动。

□ 推法

推法分直推、分推和旋推三种。

◎ **直推法**：以拇指指端外侧缘或指腹，也可以食、中指指腹或掌根在穴位

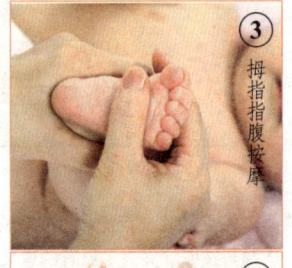

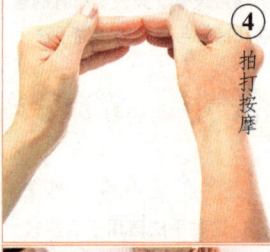

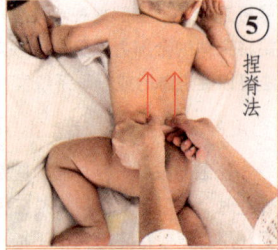

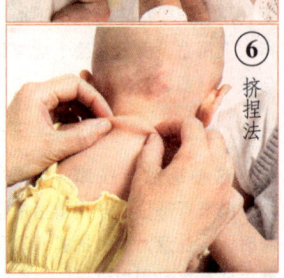

③ 拇指指腹按摩

④ 拍打按摩

⑤ 捏脊法

⑥ 挤捏法

或一定部位上沿直线向前推动（图⑦）。

◎**分推法**：用双手拇指指腹，自穴位向两旁方向推动（图⑧）。

◎**旋推法**：用一手拇指指腹在穴位或一定部位上做频频旋转推动（图⑨）。

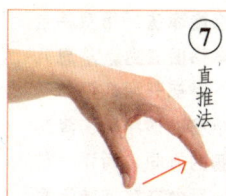

□ **揉法**

◎**指揉法**：用拇指或食指端，也可用食指、中指、无名指指端着力回环揉动（图⑩）。

◎**掌揉法**：用掌根大、小鱼际部位着力回环旋转揉动（图⑪）。

◎**鱼际揉法**：仅用手掌大鱼际部位着力回环频频揉动（图⑫）。

□ **运法**

用拇指或食指、中指、无名指指腹在穴位或一定部位上，由此往彼做弧形或环形运转。

□ **按法**

用拇指指腹或掌根在穴位或一定部位上，逐渐用力向下按压。具体操作时，常与揉法结合一起进行。

□ **摩法**

摩法分指摩法、旋摩法和掌摩法三种。

◎**指摩法**：用食指、中指、无名指指腹做连续的回旋抚摩（图⑬）。

◎**旋摩法**：用双手全掌指面着力，从患儿下腹部开始，沿着升结肠、横结肠、降结肠的方向，两手一前一后做交替旋转运摩（图⑭）。

◎**掌摩法**：用掌心做回旋抚摩（图⑮）。

⑭ 旋摩法
⑮ 掌摩法
⑯ 搓法
⑰ 掐法
⑱ 掌擦法
⑲ 鱼际擦法

□ **搓法**

用双手掌心相对用力，夹住固定部位，然后双手交替或同时用力快速搓动，并同时做上下往返的移动。掌心部位的肉比较多，相比起用手掌进行抚触与按摩而言，婴幼儿会感到更加舒服。这种手法能较好地控制按摩力度，可一边观察婴幼儿的反应一边斟酌力度的强弱（图⑯）。

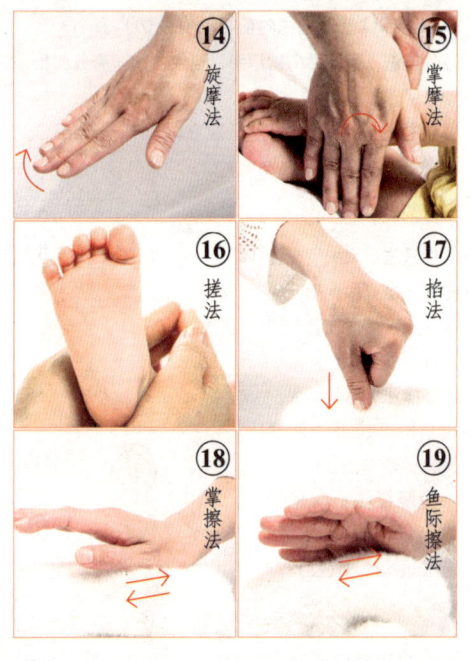

□ **掐法**

用拇指指甲用力掐入穴位内，以不掐破皮肤为宜（图⑰）。

□ **擦法**

用拇指外侧缘或用食指、中指、无名指指腹在体表一定部位或穴位上来回摩擦。擦法又分为指擦、掌擦和鱼际擦三种（图⑱、图⑲）。

□ **拿法**

用拇指指端和食指、中指指端，或用拇指指端与其余四指指端相对用力提捏筋腱。后者又称为五指拿法。

三种著名的抚触与按摩方法

传统的印度式抚触与按摩法

在印度，婴幼儿抚触与按摩已经成了一门古老的艺术，它不仅要求人们掌握抚触与按摩的一些正确手法，还要求理解和掌握这门艺术，其具体特点为：
◎强调抚触与按摩应该像游戏或舞蹈一样，体现出真正的含义。
◎抚触与按摩时，双手应柔和，但动作应坚定。手法采用抚摸式、环形和轻度按压的运动方式，避免用力过度给婴幼儿造成伤害。
◎将镇静和兴奋结合在一起，把抚触与按摩的效果提升到一个新的高度。
◎主张满足婴幼儿的原始需求，即被抚触或被按摩而产生安全感。
◎必须娴熟地使用抚触与按摩手法，这样才能提高抚触与按摩的效果。
◎适宜该种抚触与按摩的婴幼儿年龄为4周至6个月。

爱娃·勒西按摩法、阿梅莉亚奥克特抚触与按摩法

专家认为，早产儿比正常生产的婴幼儿更需要得到关爱。该种抚触与按摩方式就可以达到输送关爱的目的，其最显著的特点为：
◎轻轻地抚触与按摩皮肤，动作极为轻柔。
◎主要用于早产儿和患病的新生儿。
◎目的在于让婴幼儿放松，促进其健康成长。
◎婴幼儿年龄越大，抚触与按摩力度就越大。

卢丝·勒丝婴幼儿抚触与按摩法

女医生卢丝·勒丝的抚触与按摩方法可刺激婴幼儿的神经系统，从而促进婴幼儿的身体和心理的协调发育，其具体特点为：
◎柔和地通过指尖刺激抚触式按摩，最后需将婴幼儿来回摇动。
◎减轻婴幼儿从子宫到独自生存这段过渡期的压力，使其尽快适应新的生活环境。
◎经过科学实验论证的婴幼儿抚触与按摩法。
◎它能激发婴幼儿的好奇心和灵性。

婴幼儿抚触与按摩的问与答

给婴幼儿抚触与按摩的好处很多,但问题也很多,许多父母面对幼小的孩子常常不知该从何处下手,不知道什么样的抚触与按摩方法适合孩子,因此,总是有担心和顾虑。希望通过按摩促进孩子健康成长的家长们,可以查看以下内容,排除抚触与按摩过程中的疑难问题。

问 什么时间不适宜做抚触与按摩呢?

答 孩子饥饿、烦躁时,刚刚喂奶或空腹时,打了疫苗24小时之内都不宜进行抚触与按摩;患有湿疹、炎症时也不宜进行抚触与按摩。

问 必须使用按摩油吗?

答 使用按摩油能加强手指的滑动性,而且有滋润皮肤的作用,可提高抚触与按摩效果。把要使用的油倒入容器里隔水加热,或用手搓热后才能涂在婴幼儿的皮肤上,否则可能刺激到孩子。

问 婴幼儿身体状况不佳时,要停止进行抚触与按摩吗?

答 这要视情况而定。抚触与按摩对腹部胀气、便秘有缓解作用,因此并非身体状况不好时就绝对不可以进行抚触与按摩,要具体情况具体分析。

问 先洗澡后抚触与按摩好,还是先进行抚触与按摩后洗澡好?

答 通常情况下,进行抚触与按摩前后应各洗一次澡,这样对婴幼儿成长比较好。因为,抚触与按摩前给婴幼儿洗澡,可令他更加舒适、开心地进入抚触与按摩状态;而抚触与按摩后给婴幼儿洗澡,可以洗净其身上的老化物。当然也可以用湿毛巾擦拭。

问 抚触与按摩到几岁结束?

答 抚触与按摩并无年龄限制,可以持续到孩子说"不要"为止。可以配合孩子成长，以足部、手部、背部等孩子喜爱的部位为中心进行适当的抚触与按摩。

问 孩子长牙时可以做抚触与按摩吗？

答 长牙是一种正常的生理现象，一般无特殊症状，但个别婴幼儿会出现短暂的低热、睡眠不安、烦躁、拉肚子等症状。面对孩子的不适症状，父母可通过给孩子做面部抚触与按摩来帮助其缓解牙痛。

问 按摩精油用多了好吗？

答 对于按摩精油的用量，可根据情况而定。抚触与按摩背部或腹部等面积较大的部位时，需1大匙；抚触与按摩手臂或脚等细致部位时，应以1小匙为标准。不过，手上还留有很多油时，就不需要再添加了。

问 按摩精油选择有气味的还是无气味的？

答 你可以将冷压植物油作为按摩精油，但是必须确保这些植物油中没有添加香精油。这些香精油具有很强烈的香味，会让婴幼儿感到难以接受。除了刺激他们脆弱的感觉器官，香精油的香味还可能掩盖父母身体上特有的味道，令婴幼儿感到不安，从而影响抚触与按摩效果。

问 在进行抚触与按摩时婴幼儿哭闹怎么办？

答 请注意婴幼儿的哭泣方式。持续做过几次婴幼儿抚触与按摩后，出现抵抗性哭泣行为属于正常现象，这说明婴幼儿尚未进入按摩状态，因此父母不用过分担心。不过，如果婴幼儿在进行抚触与按摩前就哭闹不休，则应想到孩子可能生病了。

问 一天做几分钟的抚触与按摩合适呢？

答 做完整套的抚触与按摩大约需要10分钟。时间太长，婴幼儿会感到非常疲惫。若做亲肤游戏，可根据情况适当延长时间。

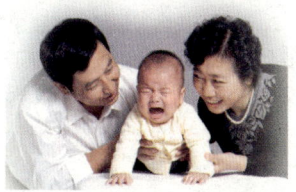

在进行抚触与按摩时，如果孩子哭闹，多半是因为孩子不愿意进行抚触与按摩或身体不舒服，父母不可强迫孩子接受。

问 经常进行抚触与按摩对皮肤有影响吗?

答 婴幼儿身体非常纤弱,因此不要用力按压或搓揉,以手轻轻抚过皮肤即可。无法掌握力度的父母,可先在自己手臂上试试。

问 在严冬,进行裸体抚触与按摩会感冒吗?

答 调节室温,营造温暖的抚触与按摩环境就可以了。实际上,比起大人,婴幼儿的新陈代谢更旺盛,更容易散热,因此严冬进行抚触与按摩也不是问题,但要注意暖气设备或暖风扇不要直接对着婴幼儿吹。

问 必须每日坚持抚触与按摩吗?

答 对婴幼儿的抚触与按摩要尽可能每日进行,这样婴幼儿才会习惯,也能加深亲子关系。倘若真的无法抽出时间,可以用充分的拥抱代替。

问 抚触与按摩可以缓解胃肠绞痛吗?

答 婴幼儿胃肠会经常出现问题,尤其是1~3个月的婴儿。此时,父母可以通过腹部的抚触与按摩来缓解孩子的疼痛。这种抚触与按摩方法能有效地缓解胃肠绞痛。

问 孩子消化不良时可以做抚触与按摩吗?

答 如果孩子因消化不良而整夜哭闹,父母也可以通过抚触与按摩来刺激胃肠系统,以促进胃肠道的蠕动,而且抚触与按摩能增加胃泌素和生长激素的分泌,能帮助孩子更充分地吸收食物营养,促进孩子的生长发育。

问 在进行抚触与按摩的过程中,婴幼儿睡着了怎么办?

答 在进行抚触与按摩的过程中婴幼儿常会因感到舒适而睡着,此时,不要勉强唤醒,让他继续睡就好了。不过,裸体接受抚触与按摩的婴幼儿,父母应为其穿上衣裤或盖上被子。

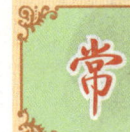

常用穴位定位及其操作、主治速查表

我们已经知道了经络养生法对婴幼儿健康的重要性，那么有哪些穴位会帮助父母维护孩子的健康，阻挡病邪的侵袭，祛除病痛呢？下面就为父母们介绍一下常用穴位，以便日后可以随时给孩子治病。

＜攒竹穴＞

【定位取穴】本穴位于面部，在眉毛内侧，眶上切迹处，或眉毛内侧边缘凹陷处。

【功效主治】本穴专治外感发热、头痛、小儿惊风等。

【按摩方法】父母用两手大拇指指腹，从下往上推摩两侧的攒竹穴。

＜坎宫穴＞

【定位取穴】本穴位于面部，可在眉头到眉梢的一条直线上取穴。

【功效主治】本穴可治疗外伤感冒、发热、小儿惊风、头痛、目赤肿痛等。

【按摩方法】父母用双手的大拇指指腹分推两侧的坎宫穴，从眉心一直推至眉梢。

＜太阳穴＞

【定位取穴】本穴位于眉梢与外眦连线的中点向后的凹陷处。

【功效主治】本穴专治外感发热、小儿惊风、头痛、目赤肿痛等。

【按摩方法】父母用两手大拇指指腹同时且轻轻地按揉两侧的太阳穴。

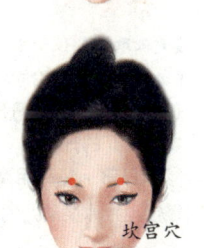

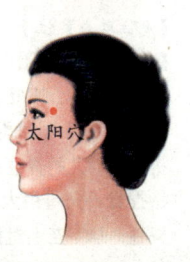

< 天柱骨 >

【定位取穴】本穴位于颈后,后发际正中到大椎的一条直线。

【功效主治】专治恶心呕吐、颈项疼痛、发烧、小儿惊风、咽喉肿痛等。

【按摩方法】父母用食指和中指或拇指指腹从上向下直推天柱骨;也可以用汤匙蘸水,从上往下刮拭。

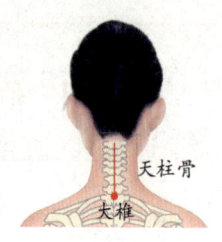

< 脐 >

【定位取穴】位于肚脐。

【功效主治】专治消化系统疾病,如腹胀、腹痛、消化不良、疳积、便秘、肠鸣泄泻、呕吐不止、胃胀、胃痛等。

【按摩方法】父母用中指指端或掌根轻轻地揉按婴幼儿的脐部。

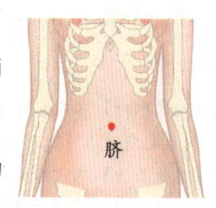

< 丹田 >

【定位取穴】位于脐下2～3寸处。

【功效主治】专治腹泻、腹痛、遗尿、脱肛、疝气等。

【按摩方法】◎揉丹田:父母用大拇指指腹轻轻地按揉婴幼儿的丹田。

◎摩丹田:父母用摩法,按照顺时针或逆时针方向慢慢地推摩婴幼儿的丹田。

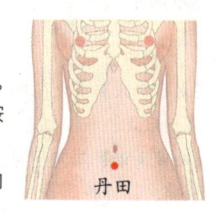

< 脊柱 >

【定位取穴】位于大椎穴至长强穴的一条直线上。

【功效主治】可治疗伤风感冒、发热、小儿惊风、夜啼、疳积、腹泻、呕吐、腹痛、便秘等。

【按摩方法】◎推脊:父母用食指和中指,自上而下推按婴幼儿的脊柱。

◎捏脊:父母用大拇指和食指指腹,沿着婴幼儿的脊柱,从下至上对捏脊柱。

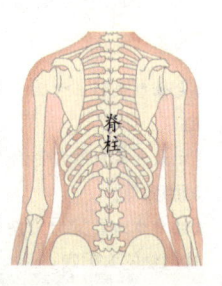

＜七节骨＞

【定位取穴】位于第二腰椎到尾椎上端的一条直线上。

【功效主治】专治泄泻、便秘、脱肛、遗尿等。

【按摩方法】◎**推上七节骨**：父母用大拇指桡侧缘从下往上直推婴幼儿的七节骨。

◎**推下七节骨**：父母用食指和中指指腹从上往下直推婴幼儿的七节骨。

＜长强穴＞

【定位取穴】位于尾椎骨端。

【功效主治】专治泄泻、便秘、脱肛、遗尿等。

【按摩方法】父母用拇指或中指指端轻轻地按揉穴位。

＜脾经＞

【定位取穴】位于拇指末节螺纹面。

【功效主治】专治消化系统疾病，如腹泻、痢疾、便秘、食欲不振、黄疸等。

【按摩方法】◎**补脾经**：父母用补的手法，按照顺时针方向悬推婴幼儿的脾经。

◎**清脾经**：父母用大拇指指端分别向指根方向直推婴幼儿的脾经。

＜肝经＞

【定位取穴】位于食指末节螺纹面。

【功效主治】主治烦躁不安、惊风、目赤、五心烦热、口苦、咽干等。

【按摩方法】◎**补肝经**：父母用大拇指指腹按照顺时针方向悬推婴幼儿的肝经。

◎**清肝经**：父母用大拇指指腹向指根方向直推婴幼儿的肝经。

＜心经＞

【定位取穴】位于中指末节螺纹面。

【功效主治】专治高热、烦热、口舌生疮、小便赤涩、

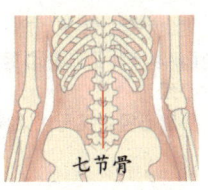

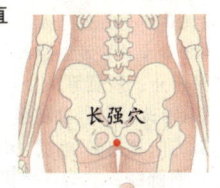

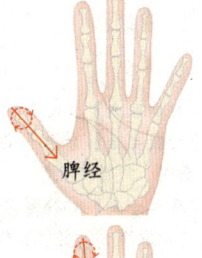

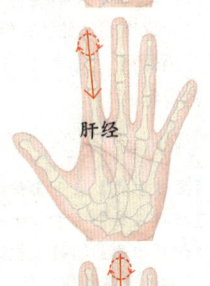

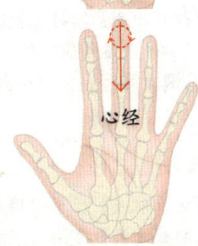

气血不足、不易入睡、小儿惊风等。

【按摩方法】◎**补心经**：父母用大拇指指腹按照顺时针方向悬推婴幼儿的心经。

◎**清心经**：父母用大拇指指腹向指根方向直推婴幼儿的心经。

< 肺经 >

【定位取穴】位于无名指末节螺纹面。

【功效主治】专治感冒、发烧、咳嗽、胸闷、气喘、虚汗不止、脱肛等。

【按摩方法】◎**补肺经**：父母用大拇指指腹按照顺时针方向悬推婴幼儿的肺经。

◎**清肺经**：父母用大拇指指腹向指根方向直推婴幼儿的肺经。

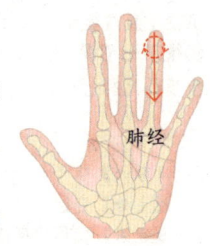

< 肾经 >

【定位取穴】位于小指末节螺纹面。

【功效主治】专治小儿体弱、气血不足、肾虚、腹泻、遗尿、气喘、膀胱炎、小便淋沥等。

【按摩方法】◎**补肾经**：父母用拇指指腹按照顺时针方向悬推婴幼儿的肾经。

◎**清肾经**：父母用拇指指腹向指根方向直推婴幼儿的肾经。

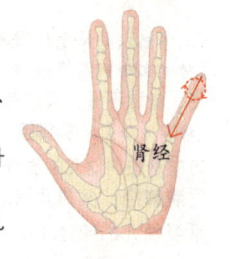

< 大肠经 >

【定位取穴】位于食指桡侧缘，由指尖到虎口的一条直线上。

【功效主治】专治消化系统疾病，如腹泻、脱肛、痢疾、便秘等。

【按摩方法】◎**补大肠经**：父母用拇指指腹从婴幼儿的食指指尖一直推到虎口处。

◎**清大肠经**：父母用拇指指腹从婴幼儿的虎口一直推向食指指尖的桡侧。

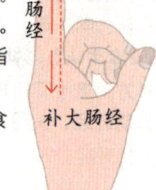

< 小肠经 >

【定位取穴】位于小指尺侧缘，由指尖到指根的一条直线上。

【功效主治】专治泌尿系统疾病，如小便赤涩、水泻、遗尿、尿闭等。

【按摩方法】◎补小肠：父母用拇指指腹沿着婴幼儿的小指尺侧缘处指尖一直推向指根。

◎清小肠：父母用拇指指腹沿着婴幼儿的指根一直推向小指尺侧缘处指尖。

< 胃经 >

【定位取穴】位于大鱼际肌外侧缘白皮与掌背黄皮交界处。

【功效主治】专治恶心、呕吐、嗳气、烦渴、食欲不振、吐血、鼻出血等。

【按摩方法】◎补胃经：父母用拇指指腹按照顺时针方向悬推婴幼儿的胃经。

◎清胃经：父母用拇指指腹向腕部方向直推婴幼儿的胃经。

< 四横纹 >

【定位取穴】位于食指、中指、无名指、小指掌侧的第一指指关节横纹上。

【功效主治】专治消化系统疾病：疳积、腹胀、腹痛、消化不良；辅助治疗其他疾病：气血不和、小儿惊风、气喘不止、口唇破裂等。

【按摩方法】◎推四横纹：父母四指并拢，从婴幼儿的食指横纹处一直推摩至小指横纹处。

◎掐四横纹：父母用大拇指指端掐揉婴幼儿的四横纹。

< 板门穴 >

【定位取穴】位于手掌的大鱼际处。

【功效主治】主治消化系统病症：食积腹胀、食欲不振、呕吐、腹泻、嗳气等。

【按摩方法】父母用大拇指指腹或食指指腹，轻轻地按揉婴幼儿的板门穴。

< 内八卦 >

【定位取穴】位于手掌面，以掌心为圆心，从掌心到中指指关节横纹的2/3处为半径，以此做圆。

【功效主治】主治咳嗽痰多、哮喘、支气管炎、胸胁胀满、

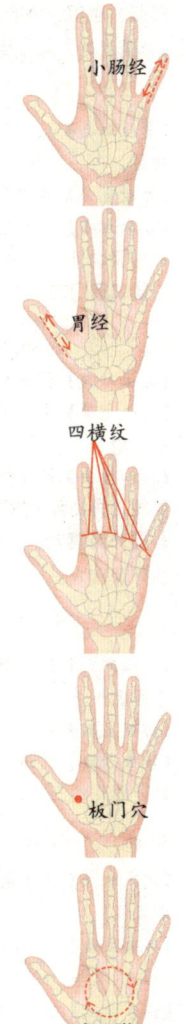

腹胀、腹泻、呕吐、反胃等。
【按摩方法】父母按顺时针方向掐按婴幼儿的内八卦。

＜二扇门穴＞

【定位取穴】位于手背,在第三掌指关节近端两侧的凹陷处。
【功效主治】主治小儿惊风、抽搐、发烧、身热无汗等。
【按摩方法】◎**掐二扇门穴**：父母用大拇指指端用力掐按婴幼儿的二扇门穴。
◎**揉二扇门穴**：父母用大拇指偏峰处轻轻地按揉二扇门穴。

＜外劳宫穴＞

【定位取穴】位于手背,与内劳宫穴的相对之处。
【功效主治】主治伤风感冒、腹胀腹痛、肠鸣泄泻、痢疾、脱肛、遗尿等。
【按摩方法】◎**掐外劳宫穴**：父母用大拇指和食指对捏婴幼儿的外劳宫穴。
◎**揉外劳宫穴**：父母用大拇指指腹轻轻地按揉婴幼儿的外劳宫穴。

＜三关＞

【定位取穴】位于婴幼儿的前臂,在其阳面靠近大拇指的那条直线上。
【功效主治】专治虚寒证,如体弱多病、手脚冰凉、腹痛等。
【按摩方法】父母用大拇指绕侧面或食指和中指的指腹推摩婴幼儿的三关,一直从腕部推向肘部。

＜天河水＞

【定位取穴】位于前臂正中,从腕关节到肘关节连成的一条直线。
【功效主治】主治热证,如外感发热、烦躁、口渴难耐、重舌、小儿惊风等。
【按摩方法】父母用食指和中指指甲面推摩婴幼儿的天河水,从腕部一直推到肘部。

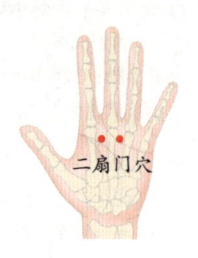

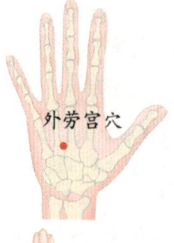

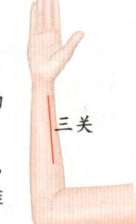

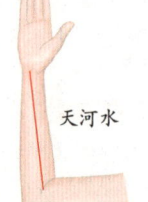

第三章 经络抚触按摩治常见小病

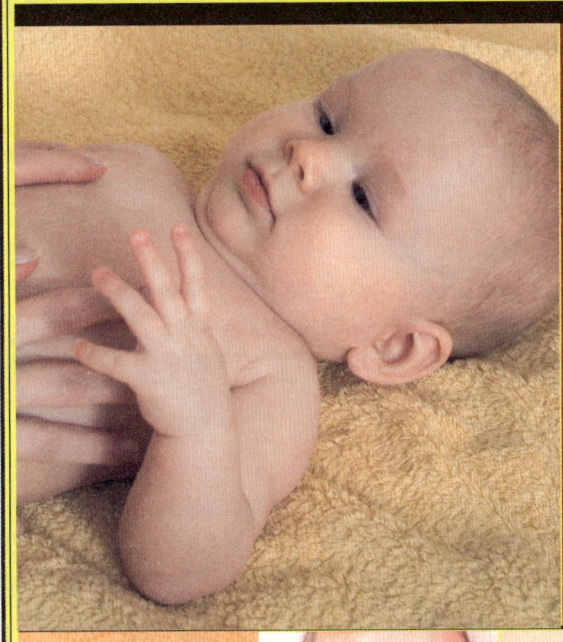

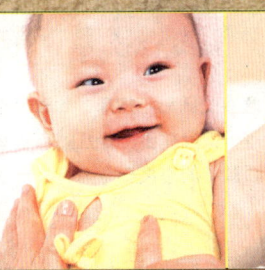

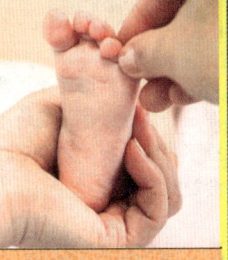

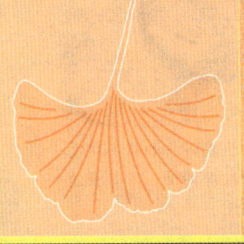

醒酉……

在婴幼儿的成长发育过程中，出现病痛是在所难免的。孩子生病对父母来说确实是一件非常揪心的事，婴幼儿抚触与按摩可以帮父母一个大忙。它虽然不能治疗小儿的各种疾病，但是却既可以改善和缓解婴幼儿的小病小痛，又可以预防婴幼儿身体出现病变，甚至可以增强婴幼儿各个脏腑器官的功能。

给生病孩子进行抚触与按摩时的注意事项

孩子生病是一件令父母揪心的事儿，面对生病的孩子，父母最大的心愿就是减轻疾病给孩子造成的痛苦，常常将希望寄托在抚触与按摩上。然而，给生病的婴幼儿做抚触或按摩不能随意进行，必须了解一些注意事项。

抚触与按摩并非无所不能

抚触与按摩能对某些疾病起到辅助治疗作用，还可以缓解因疾病造成的不适，但它并不是无所不能的，父母切勿将一切希望都寄托于此，必要时，还应寻求医生的诊治和药物的帮忙。

勉强进行抚触与按摩只会适得其反

孩子生病时若不愿意接受抚触与按摩，此时父母千万不要勉强，尽管你是一片好意，希望给孩子减轻痛苦，但抚触与按摩只有在孩子配合的前提下才能进行，如果不顾孩子的态度一意孤行，一旦他哭闹不休，很可能会加重病情。

孩子发热时抚触与按摩忌脱衣

通常情况下，婴幼儿接受抚触与按摩时一般不穿衣服，但是给发烧孩子进行抚触与按摩，就另当别论了。由于抚触与按摩具有散热的作用，倘若给发烧的孩子脱衣按摩，很可能着凉加重病情。

孩子生病时，如果不接受抚触按摩的话，不必强迫他接受。

便秘

便秘指大便干燥、排出困难，是小儿常见病症之一。引起小儿便秘的原因主要与小儿的喂养方式、饮食质量和数量等有关。其主要症状多表现为：**大便干结、面赤身热、腹部胀痛、进食减少、舌苔黄燥、指纹色紫**，甚至会出现**面色无华、形瘦乏力、指纹色淡**等症状。

抚触

〔臀腿一起按摩〕

【操作步骤】

1. 婴幼儿仰卧时，父母左手握住婴幼儿的左脚踝，右手从婴幼儿左臀抬起部位放在左侧骶骨处，以画大圆的方式进行按摩。另一侧也如此（图①）。
2. 握住婴幼儿两脚踝，右手弯曲婴幼儿的左膝盖，使之尽量靠近婴幼儿的腹部，左手拉直婴幼儿的右腿，双腿交替进行（图②）。
3. 两手握住婴幼儿的两脚踝，把下肢向头部推，慢慢地靠近头部即可（图③）。

【功效主治】 通过按摩臀部和屈伸腿部，可促进肠胃蠕动，对缓解便秘有显著疗效；同时因为便秘带来的烦躁情绪，也可以得到改善。

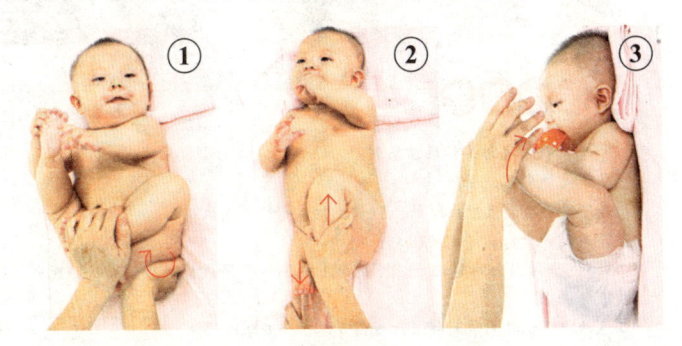

〔臀部按摩〕

俯卧式臀部按摩，对婴幼儿来说是很有必要的，尽管功能效果与仰卧式相同，但做法却大相径庭。当婴幼儿不配合仰卧式按摩时，父母则可以采取该种方式。

【操作步骤】

1.左手放在婴幼儿的左大腿根处，右手横放在骶骨部位（图④）。
2.用整个手掌，以画大圆的方式按顺时针方向进行按摩，重复按摩5次（图⑤）。
3.用两手全手掌一上一下由外向内轻轻挤压婴幼儿的小屁股（图⑥）。

【功效主治】通过臀部按摩，可以有效地促进肛门的收缩功能。同时，通过俯趴姿势按摩臀部同样能够达到挤压、松弛胃肠道的效果，从而有利于孩子排出粪便。

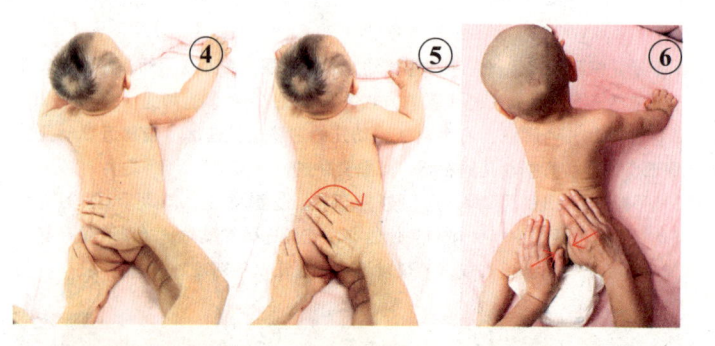

国医小课堂

婴幼儿便秘时，你应该想到：
◎是不是饮食不合理？
◎是不是患有先天性巨结肠、肛裂、肛门闭锁等疾病？

除此之外，你还需要做到：
◎针对4个月以上的婴幼儿，可用新煮的粥、米汤代替水冲调奶粉，能有效缓解便秘。
◎在两次喂乳之间喂新鲜果汁或白开水，一日喂2～3次。
◎适当增加水量或减少奶粉量。

按摩

＜ 天枢穴 ＞

【定位取穴】天枢穴位于中腹部，与肚脐齐平，距离肚脐三指宽（约1.5寸）。

【功效主治】常按此穴可促进血液循环，疏通肠胃瘀堵不畅，达到缓解便秘、和胃通肠的目的。

【按摩方法】1.让婴幼儿取仰卧或正坐位。

2.父母的手掌心朝下，将一手的食指、中指、无名指指腹垂直放于一侧的天枢穴上，然后轻轻下压并向外揉按，注意用力点应放在中指的指腹上。

3.换另一侧天枢穴进行相同的操作，反复进行，每次揉按应控制在1～3分钟，每天至少2次。

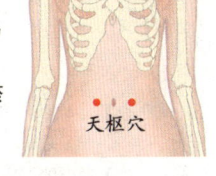

＜ 足三里穴 ＞

【定位取穴】本穴位于小腿前外侧，在外膝眼正下方2.2寸，距胫骨前嵴一横指处。

【功效主治】经常给婴幼儿按摩足三里穴，能够有效地调理脾胃、疏通气血，可缓解或治疗各种肠胃疾病，尤以治便秘效果最佳。

【按摩方法】1.婴幼儿取正坐位，双手自然下垂，两脚垂直于地面，并屈膝呈90°。

2.父母将一只手的四指紧紧并拢，放在婴幼儿的足三里穴上。

3.父母再用中指指腹用力按压，至局部出现酸、痛、胀、麻感为宜，并依据孩子的不同感觉选择向上或向下慢慢推按。

4.每次推按应保持在1～3分钟，每天早晚各1次。

＜ 三间穴 ＞

【定位取穴】本穴位于手背上，在食指的桡侧、第二掌骨小头上方的凹陷处。也可于合谷穴前取穴。

【功效主治】三间穴位于大肠经上，因为肺与大肠相表里，因此凡是由肺气不畅引起的大便秘结等问题都可以通过按摩三间穴得到缓解和改善。

【按摩方法】1.婴幼儿取站位，一只手平放。

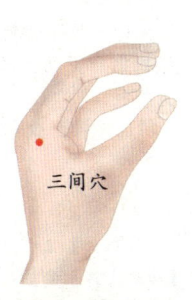

2. 父母用一只手轻轻握住婴幼儿平放的手，另一只手的大拇指弯曲，然后用大拇指指端轻轻地掐揉孩子的三间穴，至局部出现酸痛感为宜。

3. 换婴幼儿的另一只手进行同样的操作，如此反复交替进行，每次按摩3分钟左右。

< 公孙穴 >

【定位取穴】 本穴位于足内侧缘，第一跖骨基底部的下方，与第一趾关节后方相距约0.7寸。

【功效主治】 按揉此穴，可以调理脾胃，对肠胃道疾病有很好的调理保健功效，并可以辅助治疗因食用不当引起的便秘症状。

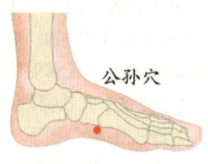

【按摩方法】 1. 婴幼儿取正坐位，一条腿屈膝呈90°，另一条腿则高高翘起置于其上。孩子若坐不稳，父母可以用手扶住他。

2. 父母用手轻轻地握住孩子的脚背，大拇指弯曲。

3. 大拇指指端用力揉按公孙穴，至局部出现酸、麻、痛感为宜。

4. 每次坚持按揉3分钟左右，每天至少按揉2次。

< 阴陵泉穴 >

【定位取穴】 本穴位于小腿内侧，膝下胫骨内侧踝后下方的凹陷处，与阳陵泉相对。

【功效主治】 阴陵泉穴能够健脾清热、疏通肠道、化湿固本，尤其对通利大小便疗效显著，因此当小儿遇到便秘等难题时，不妨多按摩阴陵泉穴。

【按摩方法】 1. 婴幼儿取坐位，一只脚翘起置于另一只脚的膝盖处。

2. 父母一只手轻轻地握住孩子的膝盖下方，用大拇指指端自下而上揉按，力度以出现刺痛或微酸的感觉为宜。

3. 每次按揉至少需要2分钟，每天至少应该按揉1次，以10～15天为1个疗程。

< 商曲穴 >

【定位取穴】 本穴位于上腹部，在正中线旁开0.35寸、肚脐上1.5寸处。

【功效主治】 商曲穴具有清热降温的功效，对小儿因内热引发的便秘有极大

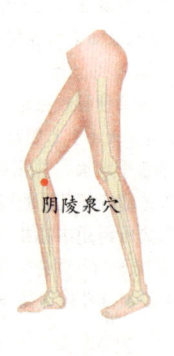

的缓解和改善作用，若配合支沟穴治疗，往往会达到事半功倍的效果。

【按摩方法】1.婴幼儿取正坐或仰卧位。

2.父母举起一只手，掌心向下，用食指指端垂直下按孩子的商曲穴。

3.孩子深深地吸气，让腹部深深下陷；然后父母用一手食指指尖稍微用力揉按穴位，至局部有热痛感为宜。

4.每天至少按揉1次，每次按揉时间控制在1~3分钟，也可以两侧穴位同时按揉。

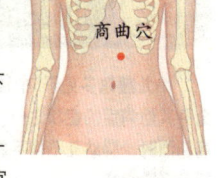

< 支沟穴 >

【定位取穴】本穴位于前臂背侧，阳池穴与肘尖的连线上，腕横纹上3寸，尺骨与桡骨之间。

【功效主治】经常按压支沟穴，可以促进肠胃蠕动，对缓解便秘症状有显著疗效，还可以调理肠胃不适。

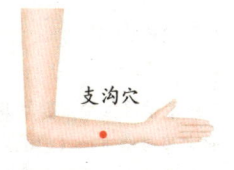

【按摩方法】1.婴幼儿取坐位，双手平伸，掌心向内，指尖向上，并屈肘呈90°。

2.父母一手握住孩子的手腕，大拇指在内，其余四指在外，并微曲，中指指尖轻轻按揉支沟穴，至产生酸痛感为宜。

3.两手交替按摩，每次按揉约3分钟，每天至少按揉1次。

< 长强穴 >

【定位取穴】本穴位于尾骨端下，在尾骨端与肛门连线的1/2处。

【功效主治】常按长强穴，可以促进直肠的收缩，让大便通畅，有效地治疗便秘。另外，常按长强穴，还可以有效地促进大肠的排毒。

【按摩方法】1.婴幼儿取俯卧位，两手置于身体两侧。

2.父母将一手放在孩子的长强穴上，用中指指端用力按压穴位，至产生酸胀感为宜。

3.左右两手交替按摩，每次以1~3分钟为最佳，每天至少按摩2次，以早晚各1次为最佳。

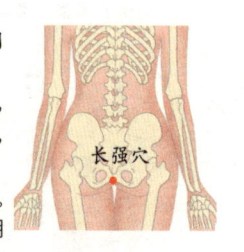

腹痛

小儿腹痛多见于3个月以内的婴儿，不仅仅是腹部疼痛的症状，同时也是引起全身其他病症的症状之一，有时会持续几分钟，有时甚至会持续几个小时，尤其疼痛剧烈时，婴幼儿不得不将身体蜷缩起来；更严重时，甚至会出现呕吐、抽搐、晕厥等严重症状。

抚触

〔揉揉小肚子〕

【操作步骤】

1. 两手掌轻柔地沿婴幼儿肚皮右侧抚摸至左臀部，抚摸到肚脐处时，应减轻力度缓缓进行（图①）。
2. 手掌搓热，盖在婴幼儿的肚脐上，采用轻抚按摩的动作缓缓进行，操作过程中，要把握好抚触的速度和力度（图②）。
3. 手背依然稍微弯曲，按顺时针方向从婴幼儿肚脐右下方，围绕肚脐按摩至肚脐左下方，对整个腹部进行按摩（图③）。

【功效主治】通过按摩小肚子，可直接将父母手部的热量传输到婴幼儿的腹部，对孩子的腹部有一定的温热作用，从而能够有效地帮助孩子缓解身体上产生的诸多寒证，尤其对小儿腹痛症状的治疗和改善效果显著。

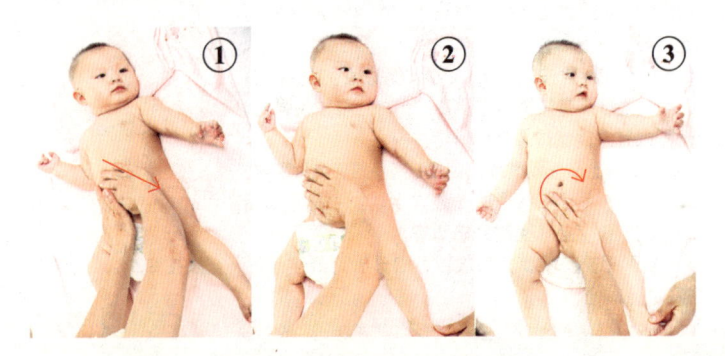

按摩

< 下廉穴 >

【定位取穴】本穴位于前臂背面桡侧，在阳溪穴与曲池穴的连线上，距肘横纹3寸处。

【功效主治】下廉穴能够使污浊之气聚集到一起，并逐渐使之沉降，以调理肠胃之功效，对于治疗孩子的腹痛症状极为有效。

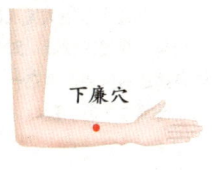

【按摩方法】1. 婴幼儿取舒适体位。

2. 父母将食指与中指并拢，用两指指腹重力按压孩子的下廉穴，至局部有酸胀感为宜。

3. 左右两臂交替按压，每次按压时间应保持在1～3分钟。

< 曲池穴 >

【定位取穴】本穴位于肘横纹外侧端，屈肘时，在尺泽穴与肱骨外上髁连线的中点处。

【功效主治】曲池穴位于大肠经上，对大肠功能障碍有显著改善和保健疗效。常按此穴，对缓解小儿腹痛有积极作用。

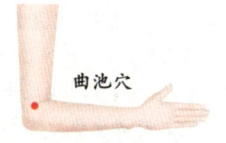

【按摩方法】1. 婴幼儿取坐位，左臂抬起与肩同高，手肘向内弯曲呈90°。

2. 父母一手握住孩子的手肘，大拇指指腹轻轻揉按孩子肘部的曲池穴，至局部有酸痛感为宜。

3. 左右两侧的曲池穴交替揉按，每次用时约3分钟，早晚各1次。

< 尺泽穴 >

【定位取穴】本穴位于肘横纹中，肱二头肌肌腱桡侧的凹陷处；或将手掌向上，弯曲手臂时，在肘内侧关节处出现粗筋的外侧的凹陷处。

【功效主治】常按尺泽穴，对婴幼儿的无名腹痛有显著的治疗保健功效。

【按摩方法】1. 婴幼儿取舒适体位，伸臂向前，掌心朝上，五指微张并弯曲呈35°左右。

2. 父母用一只手的手掌轻轻托住孩子的肘部，然后弯曲大拇指，用拇指指腹按压孩子的尺泽穴，至局部出现酸痛感为宜。左右两手交替进行。

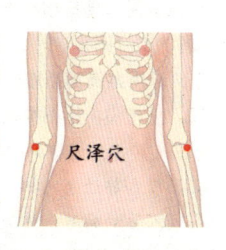

腹泻

小儿腹泻是指大便次数增多，粪便稀薄甚至泻出水样物的一种病症，是婴幼儿常见病，病发率较高，对小儿的健康危害很大，是造成小儿营养不良、生长发育障碍等病症的重要原因之一。该病多为饮食因素或肠道外感染所致，或由肠道内病毒或非侵袭性细菌引起。

抚触

〔温热腹部〕

【操作步骤】

婴幼儿俯卧时，父母用两手上下夹着其腹部，利用手的温度温热婴幼儿的腹部（图①）。

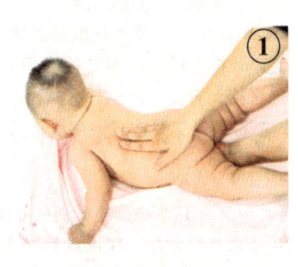

【功效主治】 此法通过手心的敷贴，可将手心的温热传递到婴幼儿的腹部和背部，有效地帮助孩子缓解腹部不适，尤其对腹泻引起的小儿身体虚弱、情绪欠佳、食欲不振等症状有显著疗效。

〔推拿手指指端〕

【操作步骤】

1. 让婴幼儿平卧在床上，父母以生姜汁为介质，用大拇指指腹推拿孩子的大拇指指端300次（图②）。
2. 父母用大拇指指腹推拿孩子的食指桡侧缘，由指尖向指根推拿100次（图③）。

【功效主治】 拇指和食指上有诸多穴位与大肠经和肺经息息相关，这两条经脉均能影响人体的肠胃系统功能，因此经常推拿婴幼儿的手指，可以有效地缓解腹泻等症状。

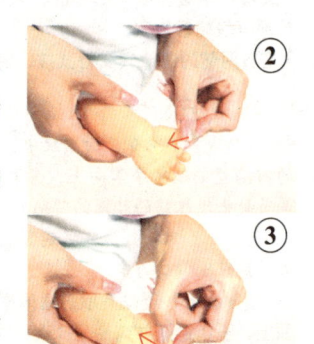

按摩

< 长强穴 >

【定位取穴】 本穴位于尾骨端下，在尾骨端与肛门连线的中点处。

【功效主治】 常按长强穴，往往可以起到双向调节作用，既可以治疗小儿腹泻，又对小儿便秘有改善和缓解功效，甚至可以起到较好的预防作用。

【按摩方法】 1.婴幼儿取俯卧位，父母用双手拇指、食指、中指拿捏孩子脊柱正中肌肤，自尾椎骨端长强穴捏至大椎穴，双手交替捻动向前行，反复1次，至局部皮肤发红为宜。
2.父母用拇指指腹按揉长强穴，按揉时用力稍重，每次2分钟。

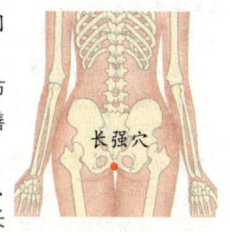

< 神阙穴 >

【定位取穴】 本穴位于腹部，脐窝正中处。

【功效主治】 父母通过给婴幼儿按摩，可以调整、改善、增强胃肠道的消化吸收功能，使腹泻停止、缓解腹部疼痛等。另外，按摩该穴有利水消肿、治疗腹部多种疾病或症状的作用，如腹泻不止、腹满水肿、腹痛、泄泻等，通过神阙穴都可以迅速地得以缓解。

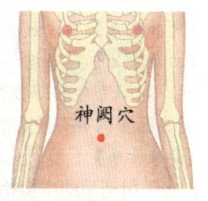

【按摩方法】 1.让婴幼儿取仰卧位，父母用一手掌面沿逆时针方向以神阙穴为中心揉摩腹部，大约15分钟。
2.按摩前如果父母先把双手掌心搓热后再施行揉摩手法，则更能提升治疗效果。按揉时要注意掌握揉摩的力度，以免磨破婴幼儿的皮肤。

< 足三里穴 >

【定位取穴】 本穴位于小腿前外侧，在外膝眼下四横指处，距胫骨前缘一横指处。

【功效主治】 本穴属于足阳明胃经上的穴位，与胃肠腹等紧密相连，善治小儿腹泻、肠鸣等病症。

【按摩方法】 1.父母用拇指掐按婴幼儿两侧的足三里穴，大约2分钟。
2.掐按的力度应以婴幼儿的能耐受为度，如指掐时婴幼

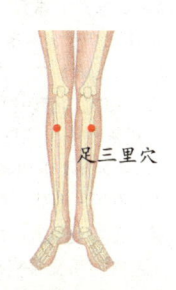

儿哭闹不停，则应适当减轻力度。

< 血海穴 >

【定位取穴】本穴位于大腿内侧，髌底内侧上端上2寸，股四头肌内侧头的隆起处。

【功效主治】血海穴属于脾经上的穴位，具有健脾和胃、止泻止痛等功效，对于小儿脾虚体弱、腹泻不止有特殊的治疗功效。

【按摩方法】1.婴幼儿取坐位，左脚放在右脚的膝盖处。
2.父母用一手手掌轻轻按住婴幼儿的膝盖，并将大拇指微曲，其余四指置于膝盖上，然后重点用食指指尖轻轻地按揉血海穴，至出现酸胀和微痛感为宜。
3.每次按揉所需时间为3～5分钟，每天至少按揉1次。

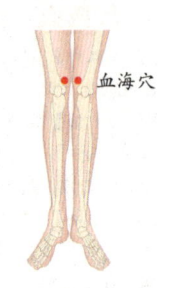

< 大横穴 >

【定位取穴】本穴位于腹中部，距脐中约4寸处。

【功效主治】常按这个穴位，可以治疗多种大肠性疾病，如肠寄生虫等疾患，尤其对习惯性腹泻、小腹受凉而腹泻等有显著的治疗、调理和缓解作用。

【按摩方法】1.婴幼儿取坐位或仰卧位。
2.父母用两手的中指指端向下重力按压大横穴，至局部出现胀痛感为宜。若配以吸气，效果会更明显。
3.每次按压至少需要1分钟，每天至少按揉1次。

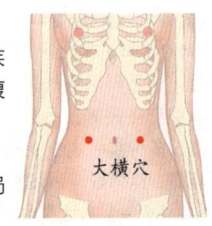

< 内关穴 >

【定位取穴】本穴位于前臂掌侧，曲泽与大陵的连线上，腕横纹上2寸，掌长肌腱与桡侧屈肌腱之间。

【功效主治】内关穴属手厥阴心包经上的穴位，对腹泻、腹胀、腹痛均有明显的疗效，尤其对小儿腹泻的缓解和改善作用更加强大。

【按摩方法】1.婴幼儿取坐位，双手向前平伸，掌心朝上。
2.父母用一手轻握住婴幼儿的手腕，大拇指微屈，以指端用力掐按婴幼儿的内关穴，至出现酸胀和胀痛感为宜。
3.左右两手交替掐按，每次至少3分钟，每天至少2次。

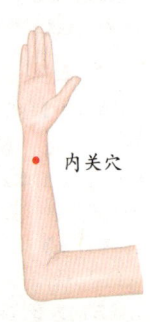

不易入睡

小儿不易入睡多发生在1~2岁的婴幼儿身上，多数表现为整夜哭闹、整夜不能寐、睡眠不够深，总是在半夜醒来，一直哭闹至天亮。产生这种病症的婴幼儿多半是因为与父母分开睡不习惯，或者是水足饭饱后感到不适而不愿入睡。

抚触

〔摸一摸背部〕

【操作步骤】

1. 抚摩背部，可让情绪激动的婴幼儿安静下来，逐渐进入睡眠状态（图①）。
2. 父母也可以侧抱，以增加肌肤接触的面积，让婴幼儿产生安全感（图②）。

【功效主治】抚摸婴幼儿的背部、侧抱婴幼儿，都可以极大地刺激孩子的神经系统，使其大脑产生困意，全身感到舒适、精神感到倦乏，从而有利于催生睡意，帮助孩子快速地入睡、睡得安稳。

国医小课堂

婴幼儿不易入睡时，你应该想到：
◎是不是身体不舒服？
◎是不是白天睡的时间过长？
◎是不是睡眠姿势不舒服？
◎是不是睡眠环境不够安静、舒适？

除此之外，你还需要做到：
◎了解婴幼儿不入睡的原因，培养良好的睡眠习惯。
◎了解不同阶段婴幼儿的睡眠习惯，合理安排婴幼儿的睡眠时间。
◎父母应调整好心态，不必为婴幼儿的睡眠过度担心。

按摩

< 百会穴 >

【定位取穴】本穴位于头顶部，前发际正中向上5寸，或两耳连线的中点处。

【功效主治】常按百会穴，具有通窍宁神、平肝熄风的作用，对治疗失眠、神经衰弱等头部疾病有显著疗效。

【按摩方法】1.婴幼儿取背坐位，父母双手高举，张开虎口，大拇指指端触碰婴幼儿的耳尖，手掌掌心朝向头部，四指朝上，中指在头顶正中相对。

2.右手中指放在左手中指的指甲上，重叠按压百会穴。

3.左手和右手交替重叠，同时用力下压，至局部有酸胀和刺痛感为宜。每次按摩时间不宜超过3分钟。

< 厉兑穴 >

【定位取穴】本穴位于足第二趾末节外侧，指甲角旁0.1寸处。

【功效主治】长期坚持给孩子按压厉兑穴，对治疗小儿不易入睡症状效果显著，尤其能够改善失眠多梦、睡不安稳等症状。

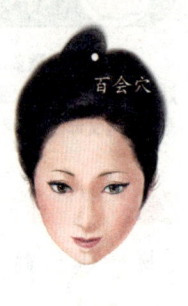

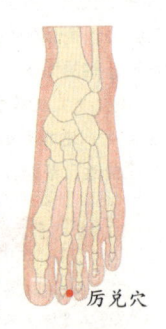

【按摩方法】1.婴幼儿取坐位，屈膝，并将一腿抬高放置于另一腿之上。

2.父母将四指放在婴幼儿的脚底上，并用力托住他的脚，将大拇指放在脚背上，大拇指弯曲，用大拇指指尖用力按压厉兑穴，至局部出现刺痛感为宜。

3.两手交替进行，每次按压1～3分钟，每天早晚各掐按1次即可。

< 大包穴 >

【定位取穴】本穴位于侧胸部，腋窝正中线上，第六肋间隙处。

【功效主治】婴幼儿晚上睡觉不踏实，常处于忽睡忽醒状态，白天总是提不起精神、全身乏力等，这就需要大包穴来帮忙。常按大包穴，能够使该症状得到积极的改善和缓解。

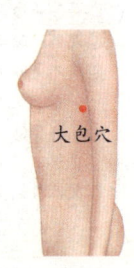

【按摩方法】1. 婴幼儿取坐位或仰卧位，双手相握抱在一起放在胸前。

2. 父母将双手的中指放置在婴幼儿的对侧腋窝下的大包穴上，然后用中指指端大力按揉，至局部有酸胀或刺痛感为宜。

3. 每次按揉时间以1~3分钟为宜，每天至少按揉2次。

< 神门 >

【定位取穴】位于耳部，在三角窝后1/3的上部。

【功效主治】神门有宁心安神的功效，对于心烦失眠、神经衰弱等有明显疗效。

【按摩方法】1. 婴幼儿取坐位，伸直双手，掌心朝上，屈肘约45°向上。

2. 父母一手四指紧握婴幼儿的手腕，大拇指屈曲，以指端重力掐按孩子的神门，以产生酸胀痛感为宜。

3. 左右手交互进行，每次掐按不得少于3分钟，每天不少于2次。

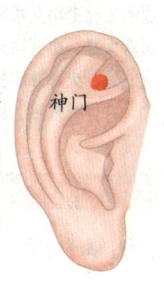

< 昆仑穴 >

【定位取穴】本穴位于足部外踝后方，外踝尖与跟腱指尖的凹陷处。

【功效主治】很多婴幼儿天刚亮就会醒来，不少还会哇哇大哭，这就需要父母常按昆仑穴，以帮助孩子睡得深、睡得长、睡得稳等。

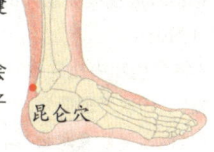

【按摩方法】1. 婴幼儿取仰卧位，双腿弯曲成45°。

2. 父母一手掌心向上，四指向下，牢牢地固定住婴幼儿的脚跟部。

3. 父母的大拇指屈曲，用指关节由上至下轻刮，至局部出现疼痛感为宜。

4. 力度由轻至重，左右两侧各刮按2分钟左右，每天至少按摩2次。

< 强间穴 >

【定位取穴】本穴位于头部，后发际正中向上4寸处。

【功效主治】强间穴位于头部，对于小儿因为心情压抑而导致的失眠治疗效果显著，可促进小儿的睡眠质量。

【按摩方法】1. 婴幼儿取坐位或俯卧位。

2. 父母用中指和食指指腹按揉强间穴，至局部出现酸胀感为宜。

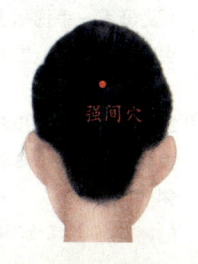

咳嗽

咳嗽是小儿常见的一种疾病，一年四季均可发病，冬春季节尤为多见。外界气温的变化是小儿咳嗽最常见的一个诱因。临床上一般将咳嗽分为外感咳嗽和内伤咳嗽两大类，小儿以外感咳嗽最为多见。中医认为本病的发生和发展与风、寒、暑、湿、燥、火等外邪的侵袭及肺、脾、肾三脏功能失调有关。其临床上主要以咳嗽为主，并伴有发热、鼻塞、胸闷气短、干咳少痰或咳嗽痰多、神疲等症状。

抚触

[抚触髋背部]

【操作步骤】

1. 将婴幼儿直立抱起，一手托住其臀部，另一手掌根轻轻拍打或抚摸婴幼儿的髋部（图①）。

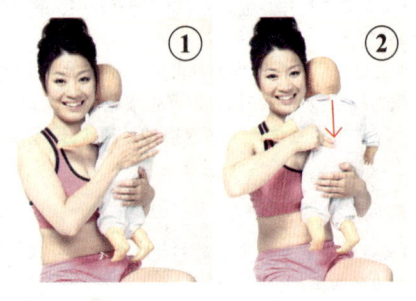

2. 将食指和中指并拢，用两指的指腹轻轻按压婴幼儿的后背，由上至下反复5～10次（图②）。

【功效主治】直立抱起婴儿，可以使其呼吸顺畅，而抚摸后背或胸部则更加有利于缓解婴幼儿呼吸困难、咳嗽等不适症状。

[搓擦足部]

【操作步骤】

1. 父母用一手拇指上下搓擦婴幼儿的脚心，左右各30次（图③）。

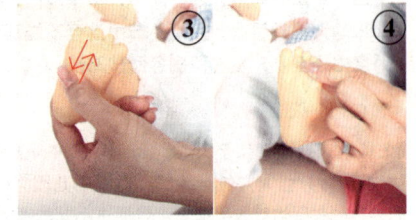

2. 父母用一手拇指和食指对捏婴幼儿的每个脚趾，并上下按摩20～40次，也可重点按摩大脚趾根部两侧（图④）。

【功效主治】促进下肢血液循环，改善肺部功能，有效治疗风热引起的咳嗽。

国医小课堂

婴幼儿咳嗽时，你应该想到：
◎是不是上呼吸道感染？
◎是不是支气管炎？
◎是否患了肺炎？
◎咳嗽是不是与急性喉炎有关？

除此之外，你还需要做到：
◎当婴幼儿咳嗽时，要尽量保持室内空气湿润，以免引起婴幼儿鼻腔不适。
◎当婴幼儿咳嗽时，要注意让他休息好，以免因过度疲劳而加重病情。
◎当婴幼儿咳嗽时，最好直立抱起。同时，还可以用蘸油的棉棒擦拭鼻孔。

按摩

< 肺俞穴 >

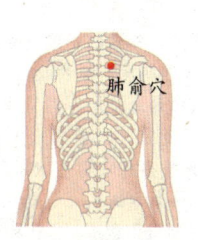

【定位取穴】本穴位于背部，在第三胸椎棘突下，旁开1.5寸处。

【功效主治】该穴主治呼吸系统疾病，常按此穴对于顽固性咳嗽具有极大的治疗、改善、缓解功效。

【按摩方法】1.婴幼儿取俯卧位，父母用一手拇指按揉其肺俞穴约2分钟。

2.注意按揉时，力度要适中，时间以3分钟为宜，每天至少按揉2次。

< 上脘穴 >

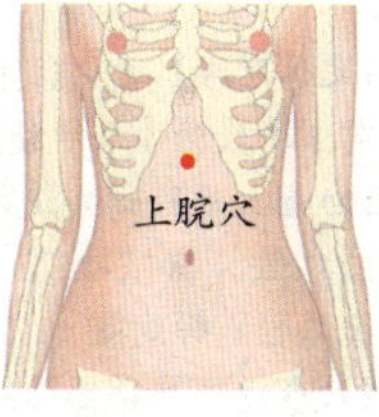

【定位取穴】本穴位于上腹部，在前正中线上，距脐中上3.5寸处。

【功效主治】按揉此穴有清热化痰的作用，对治疗小儿咳嗽、咳嗽痰多等病症有显著疗效。

【按摩方法】1.婴幼儿取仰卧位，父母双手朝婴幼儿的胸前伸展，双手掌心朝下，中指指尖所在的位置即为上脘穴。

2.父母双手的中指同时用力，至局部出现刺痛感为宜。

3.每次按揉时间以2分钟为宜,两手交替进行,每天早晚各1次。

< 扶突穴 >

【定位取穴】本穴位于颈外侧,喉结旁,胸锁乳突肌的前、后缘之间。

【功效主治】该穴位可提供水湿,有着强大的润肺止咳、理气化痰的功效,常按摩此穴,能够有效地改善咳嗽、气喘等病症。

【按摩方法】1.婴幼儿取坐位,父母一手拇指微曲,其余四指并拢,掌心向内,小指正好对着喉结。

2.父母以食指指腹,轻轻地按揉扶突穴,至局部出现微胀感为宜。

3.父母以中指和食指指腹一起按揉左右两侧的扶突穴,至局部有胀痛感为宜。

4.每次按揉至少3分钟,每天早晚各1次。

< 丰隆穴 >

【定位取穴】本穴位于小腿前外侧,外踝尖上8寸,距胫骨前缘二横指处。

【功效主治】丰隆穴是中医针灸中最好的化痰穴,常按压此穴,也会有强大的化痰平喘功效,对于治疗、缓解痰多和咳嗽症状具有显著疗效。

【按摩方法】1.婴幼儿取坐位,屈膝,双脚放松垂立。

2.父母用食指、中指和无名指的指腹轻轻按压丰隆穴,至局部有酸痛感为宜。

3.每次按揉1~3分钟,每天至少按揉2次。

< 周荣穴 >

【定位取穴】本穴位于胸外侧部,在第二肋间隙,距前正中线约4.5寸处。

【功效主治】周荣穴具有显著的止咳平喘、健脾润喉的功效。常按揉此穴,可治疗或缓解咳嗽、气喘、胸胁胀满等病症。

【按摩方法】1.婴幼儿取仰卧位或坐位,父母将右手食指、中指和无名指伸直并拢,指端朝向左侧,食指放在婴幼儿的左胸部。

2.父母用无名指指腹按揉周荣穴,用力适中。每次按揉1~3分钟,每天至

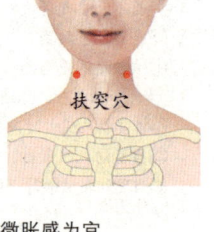

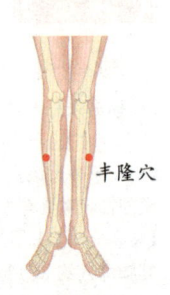

少按揉2次。

＜ 膻中穴 ＞

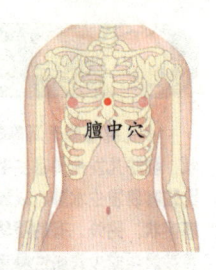

【定位取穴】 本穴位于胸部，身体前正中线上，与第三肋间相平。

【功效主治】 该穴有止咳平喘、宽胸利膈的作用，对治疗和缓解支气管哮喘、支气管炎、咳嗽、气喘等疾病有明显的效果。

【按摩方法】 1. 婴幼儿取仰卧位，父母双手伸向胸前，手掌掌心向下，中指指端放在婴幼儿双乳的中间位置，即膻中穴。

2. 双手中指同时用力按揉膻中穴，至局部有刺痛感为宜。

3. 如此反复进行，每次按揉3分钟左右，每天至少按揉2次。

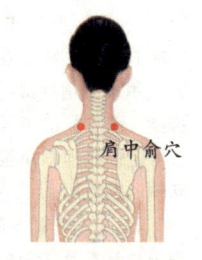

＜ 肩中俞穴 ＞

【定位取穴】 本穴位于背部，在第七颈椎棘突下，旁开2寸处。

【功效主治】 长期按压肩中俞穴，有强大的解表宣肺功效，专门治疗一些呼吸系统疾病，对咳嗽、支气管炎的辅助治疗效果更加显著。

【按摩方法】 1. 婴幼儿取坐位，父母将双手掌心朝向孩子的脸部。

2. 然后将双手沿着婴幼儿的颈部向后延伸，一直伸向背部；再将小指靠近颈项，中指指腹按压在肩中俞穴上，用适当的力度同时按压左右两侧穴位。

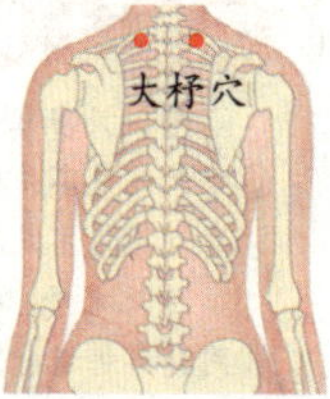

＜ 大杼穴 ＞

【定位取穴】 本穴位于背部，在第一胸椎棘突下，旁开1.5寸处。

【功效主治】 按摩这个穴位，具有清热除燥、止咳通络的功效，长期按压大杼穴，能够有效地治疗咳嗽、发热、肩背痛等疾病。

【按摩方法】 1. 婴幼儿取背坐位，头向前略倾。

2. 父母双手高举，掌心向前，食指和中指并拢，其余三指微曲，从婴幼儿的前面一直伸向其背部。

3. 父母用双手中指指腹同时按压婴幼儿两侧的大杼穴，至局部有微痛感为宜。

57

鼻塞

小儿鼻塞属于耳鼻咽喉科较为常见的症状之一,常伴有头痛或前额疼痛等症状。婴幼儿发生鼻塞多半是由感冒引起的,因为婴幼儿的鼻腔黏膜比较柔嫩,黏膜比较容易发生水肿,以致分泌物增多,鼻腔就容易被堵塞,导致呼吸不畅,产生鼻塞症状。另外,有的婴幼儿喜欢将小物体塞入鼻腔内,容易引发鼻部感染,导致流黄脓鼻涕或少许血性鼻涕,以致诱发单侧性鼻塞。

抚触

〔搓揉鼻翼和鼻梁〕

操作步骤

1. 将手放于婴幼儿鼻翼两旁,用食指指腹由下向上搓揉(图①)。
2. 再轻轻搓揉眼角至鼻翼两侧(图②)。

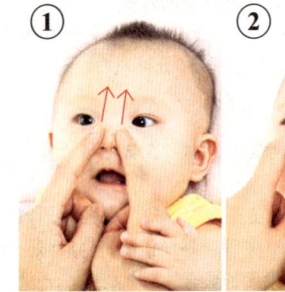

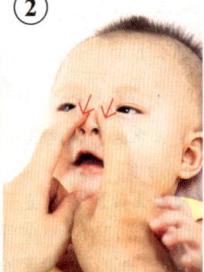

功效主治 经常给婴幼儿搓揉鼻翼和鼻梁,有利于缓解鼻腔不适,尤其有利于缓解婴幼儿在发生鼻塞的同时伴有呼吸困难等症状,更有利于帮助孩子疏通鼻子的阻塞,改善呼吸系统的功能,防止婴幼儿的鼻腔内出现更多分泌物。

国医小课堂

婴幼儿鼻塞时,你应该想到:
◎婴幼儿是不是感冒了?
◎婴幼儿是不是患了鼻炎?

除此之外,你还需要做到:
◎用棉签刺激打出喷嚏。
◎用热水浸湿纱布敷住婴幼儿的鼻子。
◎用手指由婴幼儿的小鼻子按摩至额头也能缓解鼻塞症状。

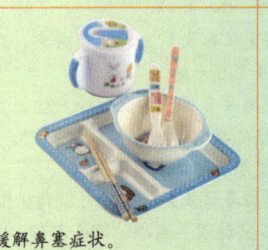

按摩

< 迎香穴 >

【定位取穴】本穴位于面部,在鼻翼外缘中点旁,鼻唇沟中。

【功效主治】常按迎香穴,可以使鼻部保持舒畅,对缓解各种鼻部症状均有显著疗效,如鼻腔不通、流清涕、鼻塞、鼻炎、鼻出血、鼻头红肿等。

【按摩方法】1. 婴幼儿取正坐或仰卧位。
2. 父母以双手食指指腹重力按压孩子两侧的迎香穴,至局部有酸麻感为宜。也可一手中指与食指弯曲,同时重力按压迎香穴。每次按压时间应为1~3分钟。

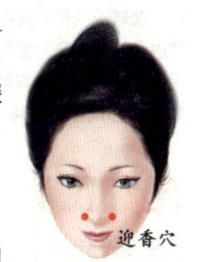

< 承光穴 >

【定位取穴】本穴位于头部,在前发际正中上2寸处,旁开1.1寸。

【功效主治】承光穴有祛热止痛之功效,能有效缓解和改善因内热而引发的鼻塞、鼻腔不通、鼻塞、鼻炎、鼻出血、鼻头红肿等症状。

【按摩方法】1. 婴幼儿取坐位,轻轻闭合双眼。
2. 父母以大拇指指端轻轻掐按承光穴,并在穴位上轻轻前后刮揉,至局部有酸胀和刺痛感为宜。

< 通天穴 >

【定位取穴】本穴位于头部,前发际正中向上4寸,旁开1.5寸处。

【功效主治】通天穴具有清热止痛、疏通鼻窍的功效,长期按摩可辅助治疗或缓解鼻塞、鼻衄、鼻炎等鼻疾。

【按摩方法】1. 父母将一手五指并拢,把小指放置在婴幼儿的前发际正中线上,以拇指指尖所在位置为基点。
2. 父母将一手的中指和食指并拢,中指指腹对准基点处,食指指腹所在的位置即为通天穴。
3. 找准穴位后,用适当力度按摩,每次以1~3分钟为宜。

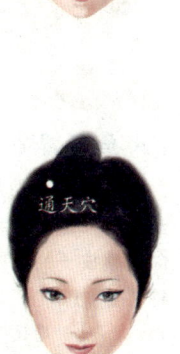

夜啼

夜啼又叫作"黄昏啼泣",是指小儿经常在夜间啼哭吵闹,有时会间歇发作,有时会持续不已,婴儿出生3个月左右就可能会出现这一状况。引起夜啼的原因有很多,如婴幼儿对周围环境不适应、肚子感觉到饿、做噩梦、对新事物感到陌生等,甚至小儿心中感到不安也会引起婴幼儿半夜啼哭。

抚触

[抚摸背部]

【操作步骤】

1. 让婴幼儿俯卧在膝盖上,用手由上至下轻轻抚摸其背部(图①)。
2. 仰卧着的父母,可以让婴幼儿俯卧在自己的肚子上,用手由上至下轻轻抚摸其背部(图②)。

【功效主治】 该套动作可以给孩子明显的安全感,从而达到一定的安慰效果,有利于防治小儿夜啼症状,适用于哄逗婴幼儿。

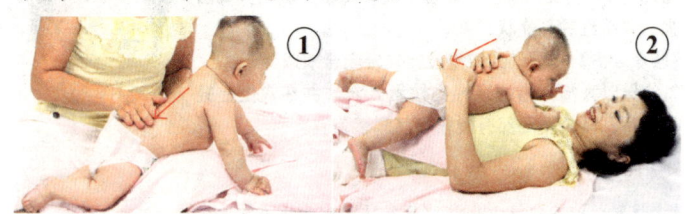

[大鱼际摩腹]

【操作步骤】 婴幼儿取仰卧位,父母用一手的大鱼际按照顺时针、逆时针方向按摩孩子的腹部,每个方向各1分钟(图③)。

【功效主治】 摩腹可以给腹部增加热量,还可以促进腹部的血液循环,从而起到

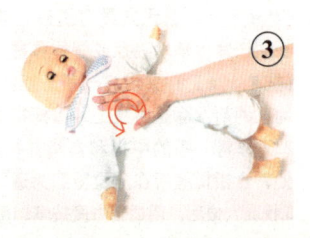

一定的镇定功效，对缓解小儿夜啼有显著疗效。

〔推摩指尖到掌根〕

【操作步骤】

1. 父母用一手拇指从婴幼儿的拇指指尖沿着拇指外侧推向掌根处，反复50次。再由无名指指尖沿掌面推向掌根处，反复50次（图④）。
2. 从腕关节沿前臂正面和背面正中分别推向肘关节，反复20次。

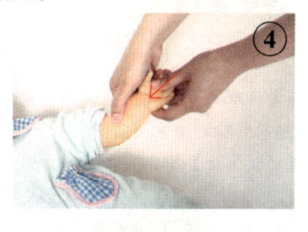

【功效主治】由于手部穴位及反射区众多，通过推摩手部，可有效地协调各脏腑组织之间的功能，改善婴幼儿的夜间睡眠质量，从而减少婴幼儿夜啼的次数，并减轻症状。

〔捏三提一〕

【操作步骤】

1. 父母轻轻地捏起婴幼儿的皮肤，从长强穴开始，沿着脊柱上行至大椎穴。
2. 沿着脊柱这条直线，用大拇指和食指对捏，保证不要歪斜，且捏拿肌肤的力度要适中。
3. 反复对捏3次，直到最后一遍时，再上提1次，以局部皮肤微微发红为宜。

【功效主治】该方法通过拿捏，能够促进血液循环，使得大脑供血量充足，以起到安神宁心的功效，从而缓解或治疗小儿夜啼的症状。

国医小课堂

婴幼儿夜啼时，你应该想到：
◎是不是因脾胃虚寒，导致乳品积滞在胃中，诱发不适？
◎婴幼儿是否受到了惊吓？
◎是否是因神经系统发育不全所致？

除此之外，你还需要做到：
◎使婴幼儿养成良好的作息习惯，尤其是生物钟日夜颠倒的婴幼儿，要及时加以纠正，白天不要让他睡得太多，晚上则要避免过度兴奋。
◎室内温度要适中，室内、室外要保持安静，尽量让婴幼儿睡得安心。

按摩

< 神门穴 >

【定位取穴】本穴位于腕部，腕掌侧横纹尺侧端，尺侧腕屈肌腱的桡侧凹陷处。

【功效主治】神门穴主心神，对于神经系统疾患有显著疗效，尤其对于因为精神紧张而导致的小儿夜啼有更加积极的缓解和改善作用。

【按摩方法】父母用一手大拇指指腹点揉婴幼儿的左手神门穴，然后再换婴幼儿的右手进行相同的操作，每次点揉1分钟为宜。

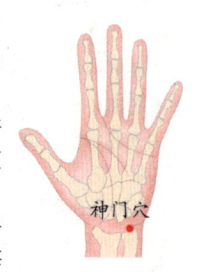

< 至阳穴 >

【定位取穴】本穴位于背部，身体后正中线上，第七胸椎棘突下的凹陷处。

【功效主治】常按至阳穴，对小儿夜啼有明显疗效，不仅可以帮助小儿止住啼哭，还可以起到镇定大脑神经的功效，促进小儿安神宁心。

【按摩方法】1.父母用手掌从上至下抚摸婴幼儿的背部，反复10次。

2.用双手大拇指指腹按揉婴幼儿背部的至阳穴，按揉时力度应适中，每次以1分钟为宜，每天至少按压3次。

< 太冲穴 >

【定位取穴】本穴位于足背侧，第一跖骨间隙的后方凹陷处。

【功效主治】常按太冲穴可以治疗各种原因导致的睡眠障碍，如小儿夜啼，还可以放松紧张和亢奋的神经，促进入睡，保证婴幼儿的睡眠质量。

【按摩方法】1.父母将拇指指尖置于婴幼儿的太冲穴上，其余四指握住脚。呼气的同时以略感疼痛的力度按压3秒，吸气的同时放开手指。

2.左右两脚轮流按摩，每次进行3秒，重复10次为最佳。

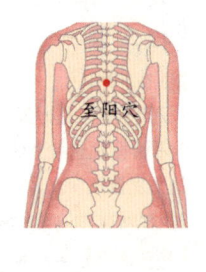

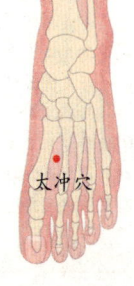

吐奶

小儿吐奶多发生在喂奶后不久，大多是由于婴幼儿的胃部特征造成的，婴幼儿的胃均为水平状，且胃底比较平直，奶液容易溢出。另外，母亲喂养方法不当，如让宝宝吸空奶瓶，就会让宝宝因为吸入过多的空气而吐奶。再者，母亲喂奶时若不停地更换体位，也容易引发吐奶。

抚触

〔轻拍后背〕

【操作步骤】

1. 孩子吃完奶后，要直立抱起，一只手托住他的臀部，另一只手轻拍其后背，令孩子打个嗝（图①）。
2. 孩子打嗝后，再由上向下轻轻抚摸其后背（图②）。

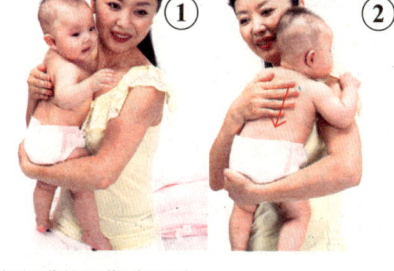

【功效主治】 直立抱起婴幼儿，并轻轻拍其背部，及时地阻止奶液返流进食管中，促使胃部张开，有效地吸收喝进去的奶，从而改善小儿吐奶的症状，并避免了因吐奶而导致意外的发生。

国医小课堂

婴幼儿吐奶时，你应该想到：
◎是不是因为食管与胃连接处的括约肌没有完全发育好，使胃中食物流向食管？
◎是不是返流的阀门功能差？
◎是不是喂完奶后立即让婴幼儿入睡？

除此之外，你还需要做到：
◎让婴幼儿少食多餐。
◎喂奶时将婴幼儿抱起，斜躺在母亲怀里。

按摩

< 三关 >

【定位取穴】位于婴幼儿前臂阳面靠近大拇指的直线处。

【功效主治】推按三关，能够改善小儿的肠胃吸收功能，从而有效预防呕吐，对治小儿吐奶效果更明显。

【按摩方法】1.婴幼儿取仰卧位，全身自然放松。
2.父母用大拇指指腹轻轻推按孩子的三关，从腕部一直推向肘部，左右两侧各推按300次。

< 六腑 >

【定位取穴】位于婴幼儿的前臂阴面靠近小指的直线上。

【功效主治】推六腑可以促进婴幼儿的饮食消化，帮助其理气和胃、消化乳奶，从而缓解吐奶症状，并促进食欲。

【按摩方法】1.婴幼儿取仰卧位或坐位，放松全身。
2.父母用大拇指指腹或食指和中指指腹推婴幼儿的六腑，从肘部一直推至腕部，左右两侧各推200次。

< 足三里穴 >

【定位取穴】本穴位于小腿前外侧，在膝眼穴下3寸，距胫骨前缘一横指处。

【功效主治】足三里穴为保健大穴，经常按揉可以健脾和胃，促进小儿消化吸收，预防和缓解小儿吐奶症状。

【按摩方法】1.婴幼儿取坐位，两手自然下垂，双脚屈膝。
2.父母用大拇指指腹轻轻地按揉孩子的足三里穴，左右两脚交替进行，各按揉50次。

< 神阙穴 >

【定位取穴】本穴位于腹中部，脐中央处。

【功效主治】常按神阙穴，可以温热腹部，健脾和胃，消食解郁，治疗积食，并缓解呕吐和小儿吐奶等疾患。

【按摩方法】1.婴幼儿取仰卧位，双手置于身体两侧。
2.父母将双手搓热，一手掌盖住肚脐，另一手则放在其上按照顺时针方向推按。左右交替进行。

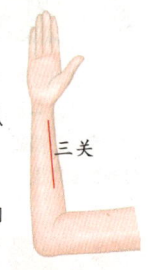

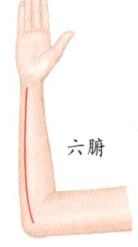

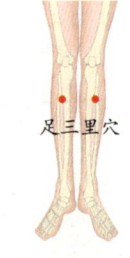

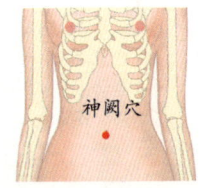

感冒

小儿感冒是由多种病毒引起的一种呼吸道常见病。本病全年皆可发病，冬春为多发季节。小儿感冒可被含有病毒的飞沫或被污染的用具引起，多数为散发性，大多表现出全身酸痛、乏力、头痛、昏昏欲睡、咽喉肿痛、咳嗽、流清涕、打喷嚏等不适。

抚触

[搓揉高骨和足底]

【操作步骤】

1. 使婴幼儿端坐在床上，用两手拇指或两手中指指端在婴幼儿的耳后乳突（高骨）后缘下凹陷处揉动30~50次（图①）。

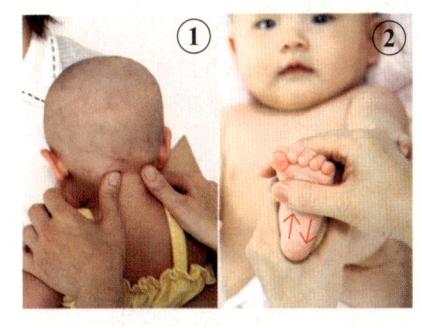

2. 使婴幼儿仰卧于床上，一只手握住其脚踝，另一只手的大拇指指腹则上下来回搓揉婴幼儿的足底。左右两脚交替进行（图②）。

【功效主治】 脚底有许多穴位可增强身体的抵抗力，合理的按摩可有效加强婴幼儿的免疫力，不一定要等婴幼儿感冒后再进行按摩，平时也可经常按摩，以起到预防功效。

国医小课堂

婴幼儿感冒时，你应该想到：他是患上风寒性感冒，还是风热性感冒？

除此之外，你还需要做到：

◎因暑热原因患感冒的婴幼儿，应食用清淡性食物，切忌油腻，可饮用鲜榨的果汁，也可喝绿豆汤。

◎因风寒患感冒的婴幼儿，尽量通过饮食调节补充维生素，增强抵抗力。

◎患风热感冒的婴幼儿要及时补充水分，以防汗液蒸发带走体内过多的水分。

按摩

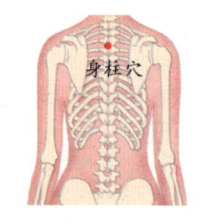

〈 太渊穴 〉

【定位取穴】本穴位于腕掌侧横纹桡侧，桡动脉搏动处。

【功效主治】太渊穴属于手太阴肺经经脉上的穴位，对于治疗流行性感冒具有良好的疗效。常按此穴可以有效缓解咳喘不止、流清涕等感冒症状。

【按摩方法】1. 婴幼儿取坐位，手臂向前伸展，掌心朝上。

2. 父母的手掌轻轻握住婴幼儿的手，用大拇指指腹或指端轻轻掐按太渊穴，至局部产生酸痛感为宜。

3. 左右两手交替进行，每次掐按约3分钟即可。

〈 身柱穴 〉

【定位取穴】本穴位于背部，身体后正中线上，第三胸椎棘突下的凹陷处。

【功效主治】身柱穴具有止咳功效，并对感冒的防治有显著疗效。常按此穴，不仅可以治疗气喘、流涕、鼻塞、咳嗽等感冒症状，还对由感冒和咳嗽引起的肩背疼痛等病症有特殊疗效。另外，身柱穴对"百日咳"的治疗效果也不错。

【按摩方法】1. 婴幼儿取背坐位或仰卧位，双手自然下垂。

2. 父母先搓热双手，然后用一手中指指端轻轻按揉婴幼儿的身柱穴，至局部有刺痛感为宜。

3. 左右两侧穴位交替进行，每次每侧穴位按揉3～5分钟，每日至少需要按揉2次，最好早晚各1次。

〈 风府穴 〉

【定位取穴】本穴位于颈部，后发际直上1寸，枕外隆凸直下方，两侧斜方肌之间的凹陷处。

【功效主治】风府穴具有疏风活络的功效，对于治疗伤寒感冒及其并发症均有显著疗效，如因感冒引发的头痛、发烧、咽喉肿痛、流清涕、咳嗽等均可以通过按

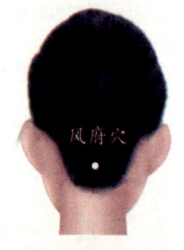

揉此穴得到缓解和改善。

【按摩方法】1. 婴幼儿取背坐或俯卧位，父母两手伸到孩子的颈部后方，放到其后脑处。

2. 手掌心朝向头部，扶住后脑勺，左手在下，四指的指尖指向头顶，大拇指的指尖则向下按住风府穴，右手放在左手之上，右手大拇指的指腹则轻轻地按在左手大拇指的指甲上。

3. 双手的大拇指同时用力从下至上揉按，至局部产生酸痛感为宜。

4. 左右两手的大拇指交替轮流上下按揉，每次揉按应控制在1～3分钟，每天早晚各1次。

< 风池穴 >

【定位取穴】本穴位于颈部，枕骨之下，与风府穴相平，胸锁乳突肌与斜方肌上端指尖的凹陷处。

【功效主治】长期按摩风池穴，具有祛热除湿、止痛通窍的功效，尤其对于感冒症状有明显的调理保健作用，可以治疗或改善感冒引起的头痛、鼻炎、耳鸣、咽喉肿痛、眼痛等症状。

【按摩方法】1. 婴幼儿取背坐位，双手自然下垂。

2. 父母将手肘高举，与婴幼儿的肩部同高，略屈肘，并指向婴幼儿的头部，双手自然地放在耳后，掌心向内，指端向上。

3. 父母以大拇指指腹从下自上按揉风池穴，至局部有酸胀痛感为宜。

4. 左右两侧穴位交替进行，每次按揉2分钟，每天早晚坚持按揉即可。

< 风门穴 >

【定位取穴】本穴位于背部，在第二胸椎棘突下，旁开1.5寸处。

【功效主治】按摩风门穴，具有宣肺理气、止咳平喘的功效，能够有效地缓解和改善各种风寒感冒以及由此引发的发热、恶寒、咳嗽、哮喘、出汗多等症状。

【按摩方法】1. 婴幼儿取坐位，头向前倾俯。父母双手高举，掌心向后。

2. 父母将一手食指和中指并拢，以两指指腹轻轻按揉风门穴。

3. 左右两侧穴位各按揉3分钟，两侧交替进行，也可同时进行，至局部出现微热感为宜。

发热

小儿发热多表现为面色苍白、体表温度骤降、婴幼儿感觉全身发冷、肌肉收缩强烈等，高热时还会出现皮肤发红发烫、呼吸加快、出汗增多等症状，为小儿常见病症之一。

按摩

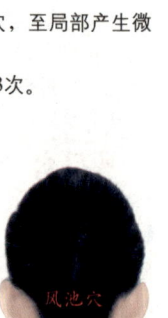

< 内劳宫穴 >

【定位取穴】本穴位于手掌心处，当婴幼儿微握拳时，中指指尖所对着的位置即为内劳宫穴。

【功效主治】内劳宫穴为掌心的一大要穴，有清热除湿的功效，小儿发热或发烧，可通过按摩该穴得到缓解；当小儿因腹泻、胃寒导致发热时，又可通过温热该穴得到改善。

【按摩方法】1.婴幼儿取舒适体位，或坐位，或仰卧位，或站位，双手自然置于身体两侧。

2.父母用拇指指腹按照顺时针方向按揉婴幼儿的内劳宫穴，至局部产生微热感或酸胀感为宜，再改为逆时针方向按揉。

3.左右两手交替进行，每穴按揉1~3分钟，每天至少按揉3次。

< 风池穴 >

【定位取穴】本穴位于颈部，在枕骨之下，与风府穴相平，胸锁乳突肌与斜方肌上端指尖的凹陷处。

【功效主治】风池专治风证，小儿由于感染风寒导致的发热症状，都可以通过揉按风池穴得到缓解和改善，并有预防感冒的奇特功效。

【按摩方法】1.婴幼儿取坐位或俯卧位，双手自然置于身体两侧，头不可偏斜。

2.父母将一手拇指和食指指腹对捏，分别置于婴幼儿左右两侧的风池穴上，然后按照顺时针方向轻轻地揉按，至局部产生微红发热为宜。

3.左右两手交替进行，每次揉按3~5分钟为宜，每天至少1次。

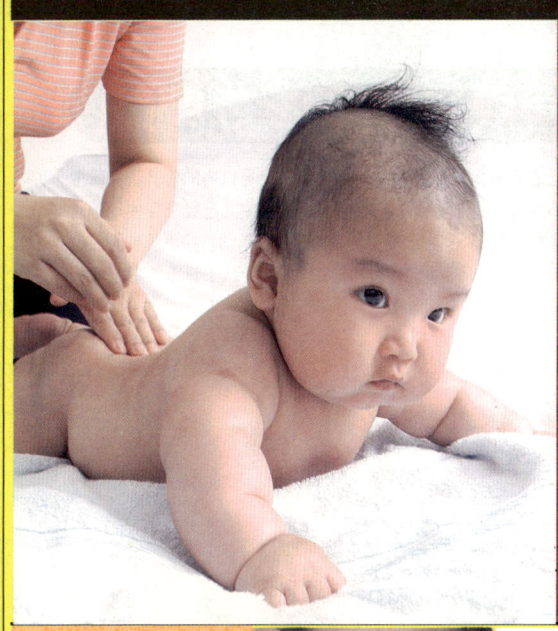

第四章 经络抚触按摩 激发潜能方略

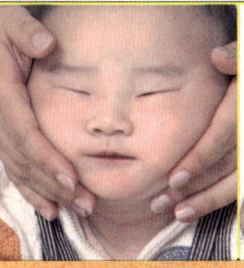

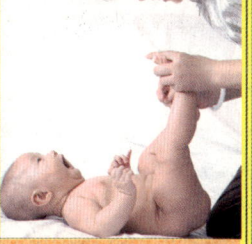

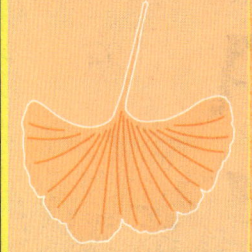

婴幼儿抚触与按摩不仅是一门科学有效的经络养生术，还是一套实用精准的育儿方法，是父母照顾孩子的"百科全书"、婴幼儿健康成长的"金钥匙"。父母经常给婴幼儿进行正确的抚触与按摩，不仅可以最大限度地激发婴幼儿各方面的潜能，还能够积极地促进婴幼儿的身心协调发展，更能够降低婴幼儿成长过程中身体发生病变的可能性。

身高——促进骨骼发育，帮助孩子达到理想高度

合理的按摩能够促进婴幼儿成长激素的分泌。对于6个月以内的婴儿，父母主要是帮助他们进行被动运动，动作要轻柔；7个月以上的婴幼儿已经有了主动运动的能力，父母要根据其发育情况，有意识地引导婴幼儿自己运动。按摩腿和脊柱就是加强腿部脊柱运动的一种方式，能促进腿骨和脊柱增长，令孩子长得更高。

抚触

〔提提脚，搓搓腿〕

【操作步骤】

1. 父母将手搓热后用手指捏起婴幼儿的脚踝，轻轻放在两手间（图①）。
2. 轻轻转动双手，从脚踝处经小腿，一直揉搓到大腿根部，持续揉搓40秒，双腿交替进行（图②）。

【功效主治】 腿骨上有许多肌肉，加强这些肌肉的运动可促进腿部的血液循环，使腿骨生长加速。因此经常按摩，可帮助婴幼儿身高增长。

〔推擦脊骨，按揉膀胱俞〕

【操作步骤】

1. 父母用小鱼际肌沿婴幼儿的脊骨上下来回推擦（图③）。
2. 父母将婴幼儿抱起，用一手拇指指端按揉其膀胱俞穴（图④）。

【功效主治】 七节骨位于背部脊骨上，从第四腰椎至尾脊骨端，按摩七节骨和背部的膀胱俞穴，能改善婴幼

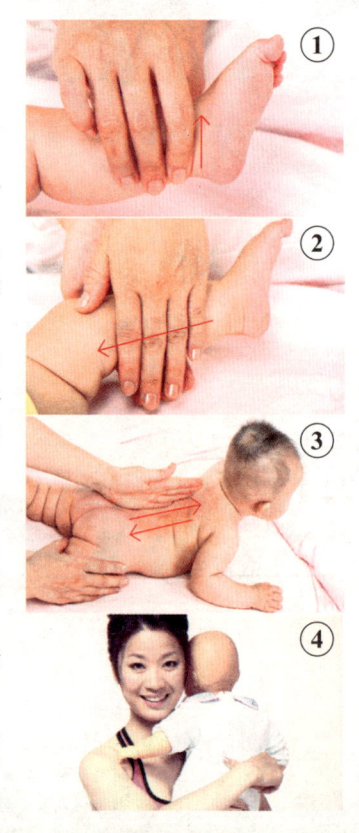

儿全身血液流通，促其长高。

〔双手搓揉背部和脊柱〕

【操作步骤】

1. 将双手平放在婴幼儿的脊骨两侧（对于较小的孩子，只能用指腹），平滑地向上按摩至肩膀处，再由肩膀回到臀部上方，经过臀部按摩至后腿。该动作连续做3~4次（图⑤）。
2. 用两手大拇指指腹沿婴幼儿的脊骨两侧向上转小圈，按摩至肩部。重复操作3~4次（图⑥）。
3. 采用第二步中的动作，按摩臀部，从臀中间开始沿弧线向外进行。重复操作3~4次（图⑦）。

【功效主治】 背部和脊柱是支撑身体的重要支柱，除了支撑头部和上体之外，还负责保护众多神经束（脊髓），可以说是人体非常重要的部位。经常为婴幼儿按摩脊柱或后背，可帮助其脊柱发育，使其身高增长。

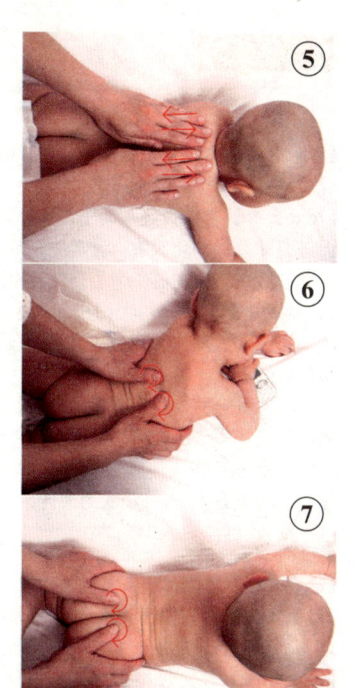

国医小课堂

◎ 为防止擦伤婴幼儿，按摩时父母手上需先蘸上按摩油，并将手搓热，按摩油的量可酌情处理。

◎ 婴幼儿的脊椎骨正处在生长发育过程中，还比较脆弱，按摩时不要过度用力，绝对避免婴幼儿受到伤害。

◎ 想要尽快让婴幼儿长高而用力拿捏是不可取的行为。

◎ 不可以拉伸婴幼儿的关节，按摩时也不可用力扭，否则很可能会使婴幼儿的脚踝脱臼。

按摩

< 肾经 >

【取穴定位】本经位于人体的前部，起于足小趾之下，斜向足心，出于舟骨粗隆下。

【功效主治】常按肾经有助于提高婴幼儿的脾胃功能，促进婴幼儿的消化吸收。营养充足后，身体自然就会强壮，气血也会充盈，个子自然会相应地长高。

【按摩方法】1.父母用大拇指和食指指腹对捏婴幼儿的涌泉穴和太溪穴，用力应适中，以免伤及婴幼儿娇嫩的皮肤。

2.然后再用一手或双手拇指指腹轻轻地按压腹部的肓俞、大赫、商曲、腹通谷等穴，手法应轻柔，以婴幼儿感觉舒服为宜。

3.每次不一定将上述穴位全部按摩一遍，可选2～3个穴位，还可交替按摩，时间不宜太长，以5次为最佳，每次间隔2～3分钟。

< 印堂穴 >

【取穴定位】本穴位于头额部，在两眉头之间。

【功效主治】本穴位于头部，经常按摩，有利于增加婴幼儿的头部和颈部的长度，以此达到增加身高的目的。

【按摩方法】1.父母将右手拇指按压在婴幼儿的印堂穴上，其余四指则放在前发际处上。

2.拇指用力按压，持续9秒后仍不放松，继续按照顺时针方向按揉9次，再换方向按揉1次，反复进行9次即可。

< 率谷穴 >

【取穴定位】本穴位于耳部，距耳尖上方1.5寸处。

【功效主治】长时间按摩该穴，有利于促进面部血液循环，改善颈部及其以下的血液供给，从而起到一定的拔身作用，能够促进骨骼的生长，增加身高。

【按摩方法】1.婴幼儿取坐位或仰卧位，全身放松。

2.父母的两手拇指指腹分别按压在两侧的率谷穴上，同时用力往下压大约1秒。

3.用两手拇指指端同时揉按两侧的率谷穴，前后交替进行，各揉按9次。

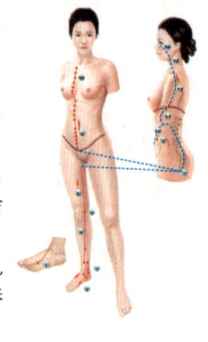

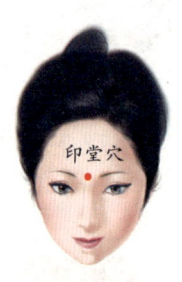

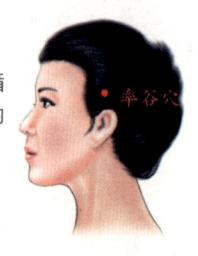

智力——促进大脑发育，让孩子变得更聪明

研究表明，按摩能促进婴幼儿智力发育。智力是由大脑发育状况和开发状况决定的，新生儿大脑的重量只有成年人的30%，随着婴幼儿的成长，智力开始发育，在此期间，多为孩子按摩手指、手腕、脚趾，可促进孩子智商发育，让孩子更加聪明。

抚触

〔揉捏大脚趾〕

【操作步骤】

1.父母先将手搓热，然后将婴幼儿的右脚握在掌心，另一只手的拇指与食指捏住婴幼儿的大脚趾，轻轻按揉脚趾底面（图①）。

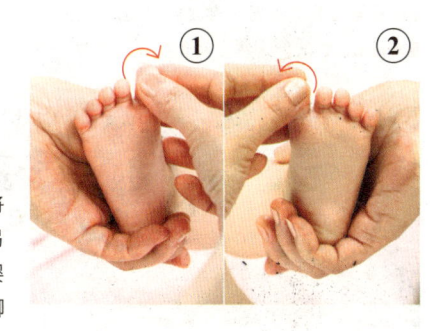

2.另一只脚进行同样的操作（图②）。

【功效主治】 大脚趾底面是大脑髓海的反射区。经常按摩能给大脑以良性刺激，从而促进大脑发育，使孩子更聪明。

〔逐个按摩五指〕

【操作步骤】

1.父母将手搓热，一只手握住婴儿手腕，另一只手的拇指和食指捏住婴幼儿的小指，轻柔按摩，依次按摩无名指、中指、食指、拇指。另一只手也如此（图③）。

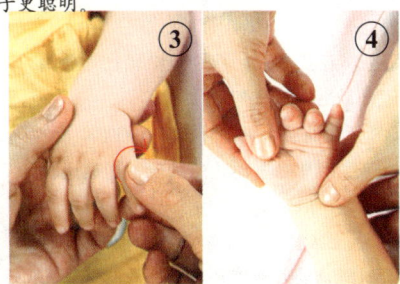

2.父母再将双手搓热，拇指按揉手腕内侧。另一只手也如此（图④）。

【功效主治】 手指的经脉与心、脑相连，经常按摩手指，能促进大脑发育，提高婴幼儿智力；同时手指内侧又是神门穴所在的位置，经常按摩能起到

活化大脑、开发智力的作用。

〔触手部皮肤，促大脑发育〕

【操作步骤】

1. 握住婴幼儿的上臂，由臂膀开始，缓缓向手腕方向轻压触按（图⑤）。
2. 举起婴幼儿的手臂，以另一只手的拇指做旋推按摩（图⑥）。
3. 握着婴幼儿的小手，以掌心轻轻擦过手背（图⑦）。

【功效主治】 通过对手部皮肤的抚触刺激，可强烈地刺激婴幼儿的神经系统，进而产生整合和成熟化的作用，以便进一步促进婴幼儿的智力发育。

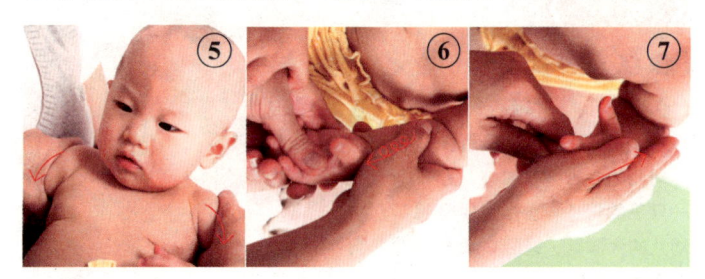

〔抚触肩胸，提高智力〕

【操作步骤】

1. 从婴幼儿的肩膀开始，由内向外按摩（图⑧）。
2. 手掌在婴幼儿的肩膀处做轻轻地画圈运动，由外向里旋摩。
3. 双手由胸部中央向外按摩（图⑨）。
4. 双手手掌在婴幼儿的胸部做轻轻地画圈运动，由外向中央按摩。

【功效主治】 通过对肩胸部的按摩，有利于刺激该处的血液循环，给大脑提供充足的供血量，以便促进婴幼儿的大脑智力发育，活化大脑细胞的功能，开发大脑潜力。

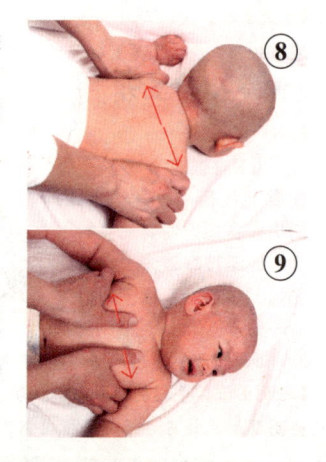

《按摩》

< 攒竹穴 >

【定位取穴】本穴位于面部，眉毛内侧，眶上切迹处，或眉毛内侧边缘凹陷处。

【功效主治】攒竹穴位于面部，具有开窍醒脑、提神止痛的强大功效，常按此穴，可以开发婴幼儿的智力。

【按摩方法】1. 父母并拢五指，小指放在婴幼儿的前发际正中线处，拇指指端所在的位置即为攒竹穴。

2. 父母将一手中指和食指并拢，中指的指腹放在攒竹穴上，并以适当的力度按摩该穴位，每次至少需要按摩1~3分钟。左右两侧穴位交替进行。

< 天柱穴 >

【定位取穴】本穴位于颈部，斜方肌外缘，后发际凹陷处，或后发际正中旁开1.3寸处。

【功效主治】长时间按摩天柱穴，不仅可以治疗后头痛、脑出血等脑部疾患，还可以促进大脑发育，改善和增强记忆力，并增强大脑神经的反应能力。

【按摩方法】1. 婴幼儿取背坐位，父母双手高举，掌心朝向孩子的头部后方。

2. 指尖向上，大拇指指腹从下而上按揉颈后枕骨处，至产生酸胀麻感为宜。

3. 由下至上轻轻地用力按揉两侧穴位，可同时进行，也可两侧交替进行，每次按揉约2分钟即可。

< 悬颅穴 >

【定位取穴】本穴位于头部，在头维穴与曲鬓穴弧形连线的中点处。

【功效主治】该穴因位于头部，因此经常按摩可以帮助婴幼儿提高智力、促进大脑发育，并加强其注意力的集中等。

【按摩方法】1. 婴幼儿取正坐位，双手自然下垂。

2. 父母合拢食指和中指，掌心朝内，再将食指和中指

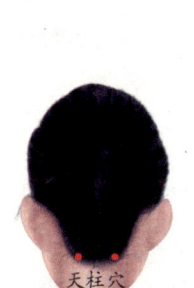

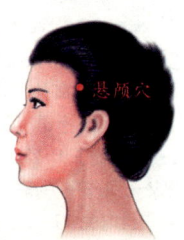

放在婴幼儿的悬颅穴上轻轻按揉。

3.左右两穴交替进行，每天早晚各1次，每次按揉不得少于1分钟。

＜脑户穴＞

【定位取穴】本穴位于头部，在风府穴上1.1寸，枕外隆凸的上缘凹陷处。

【功效主治】常按这个穴位，对于治疗头部疾患有显著疗效，如头昏脑涨、项强、癫痫等，更可以帮助婴幼儿提高智力，改善大脑机体活动。

【按摩方法】1.婴幼儿取背坐位，父母用两手牢牢扶住孩子的后脑勺，四指的指尖朝向头顶。

2.父母将自己的两手大拇指指端重叠在一起，使劲向下用力，用指腹按揉，至局部产生酸痛感为宜。

3.两手交替按揉该穴位，反复进行，时间应控制在3～5分钟。

＜神庭穴＞

【定位取穴】本穴位于头部，在前发际正中直上0.35寸处。

【功效主治】该穴主神志，经常按摩可醒脑开窍，有效地促进婴幼儿的大脑发育、智力发展，并对开发潜能有显著效果。

【按摩方法】1.婴幼儿取仰卧位，父母将左右两手的中指指端垂直置于孩子的神庭穴上，并用指端用力掐按或揉按。

2.每次掐按或揉按3～5分钟，每天不得少于2次。

＜心经＞

【定位取穴】心经位于手臂内侧缘，起于心中。

【功效主治】常按心经，可改善婴幼儿的心气不足，对于患有脑瘫的婴幼儿有极大的改善和治疗功效，尤其可以治疗语言发育迟缓、手足颤动等症状。

【按摩方法】1.婴幼儿取坐位，双手自然下垂。

2.父母用一手中指指腹顺时针推揉婴幼儿的膻中穴。再按揉内关穴1～2分钟。最后按揉心俞穴1分钟左右。

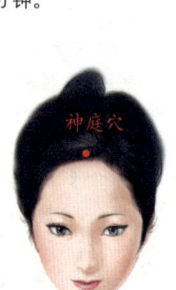

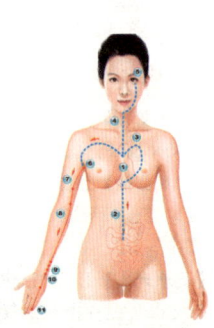

视觉——激发视觉潜能，完善孩子的视力

眼睛是心灵的窗户，婴幼儿时期，孩子的视力发展有很大潜能，能否将潜能挖掘出来，关键在于父母的关爱方式。常给孩子做眼部按摩，对激发视觉潜能有一定的辅助作用。

抚触

〔按眼眶，促眼明〕

【操作步骤】

1. 父母用手轻轻地按摩婴幼儿的眼眶周围，注意保持动作的连贯（图①、图②）。
2. 两手抱住婴幼儿的头部，两手拇指放在孩子的两眉中点，向耳前侧缓缓滑动。重复该动作3~4次（图③）。

【功效主治】 婴幼儿的眼部肌肉发育还不完善，泪囊管容易堵塞，经常做眼部按摩，能疏导泪囊管，刺激视觉神经，激发视觉潜能。

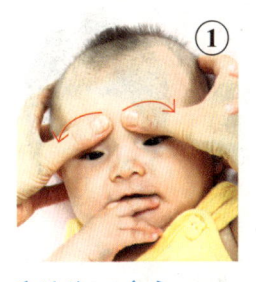

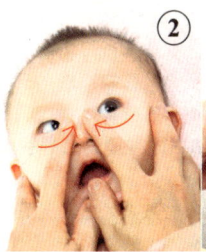

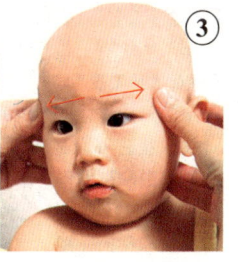

〔搓擦耳部〕

【操作步骤】

1. 婴幼儿取坐位，双手自然下垂，父母高举双手，以大拇指指腹由后向前将婴幼儿的耳翼翻折过来，然后向上滑至耳尖处。
2. 父母用双手轻轻抚触耳部，并重点搓擦角孙穴及其附近，至产生微热感为宜。每次抚触不宜超过3分钟，每天早晚各1次。

【功效主治】 搓擦抚触耳部，具有除湿祛热、降浊去污、明目宁心的功效。

按摩

< 承泣穴 >

【定位取穴】本穴位于面部,当双眼直视前方时,在瞳孔正下方,眼球与眶下缘之间;也可于四白穴上0.3寸处取穴。

【功效主治】本穴位于眼睛下方,对于治疗各种眼部疾病有显著疗效,尤其对近视、夜盲、视神经萎缩、眼睛疲劳、视网膜色素变性等多种病变有明显的缓解和改善功效。

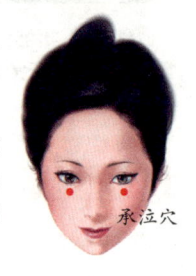

【按摩方法】1.婴幼儿取坐位或仰卧位,头不要歪斜,眼睛直视正前方。

2.父母的食指和中指并拢,食指指腹置于婴幼儿的鼻侧部,中指指端轻轻按压婴幼儿的承泣穴,至局部有酸痛感为宜。

3.左右两边穴位可交替进行,也可同时进行,每次按揉约3分钟即可。

< 四白穴 >

【定位取穴】本穴位于面部,当双眼直视前方时,在瞳孔正下方的眶下孔凹陷处;也可在瞳孔下2厘米处取穴。

【功效主治】父母经常给婴幼儿按摩四白穴,对眼睛有一定的保护作用、对治疗眼疾有显著疗效,如目赤肿痛、近视、夜盲等。另外,四白穴对婴幼儿的视力还有极大的促进和激发作用。

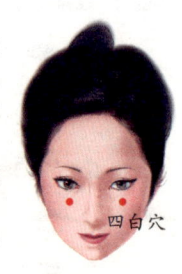

【按摩方法】1.婴幼儿取坐位或仰卧位,父母则将两手的中指和食指并拢。

2.父母将食指指腹贴在婴幼儿的两侧鼻翼上,中指指端则轻轻按压四白穴,至局部出现酸痛感为宜。

3.左右两侧穴位可交替进行,也可同时进行,每次按压1~3分钟,每天至少按压2次,早晚各1次为最佳。

< 睛明穴 >

【定位取穴】本穴位于面部,目内眦角稍上方的凹陷处。

【功效主治】睛明穴可将膀胱经中的血液传输给双眼,促进视力发展,使眼睛变得明亮且清澈。正因如此，长期按摩此穴，对假性近视、轻度近视、散光、夜盲等眼疾会有明显的调理、改善作用。

【按摩方法】1.婴幼儿取站位，双眼紧闭。

2.父母以大拇指指端轻轻掐按婴幼儿鼻梁两旁的睛明穴，并前后轻刮，至局部有酸胀和微痛感为宜。

3.左右两穴交替刮揉，每次每穴持续1～3分钟即可。

< 太阳穴 >

【定位取穴】本穴位于头部侧面，眉梢与目外眦之间，向后约一横指的凹陷处。

【功效主治】按摩此穴，可以治疗大部分眼疾，如角膜炎、目赤痛、近视等，还能起到保护眼睛，开发婴幼儿视觉能力的强大功效。

【按摩方法】1.婴幼儿取坐位或仰卧位，双手置于身体两侧。

2.父母双手掌心朝向婴幼儿的头部，将两手的大拇指放在婴幼儿头部两侧，大拇指相对用力，一起按揉太阳穴，至局部产生酸胀痛感为宜。

3.每次按揉至少3分钟，每天至少按揉1次。

< 阳白穴 >

【定位取穴】本穴位于头部前额，当双眼直视前方时，在瞳孔正上方，眉上1寸处。

【功效主治】阳白穴是视力保健的要穴，具有明目祛风的功效，对于视物模糊、眼眶神经疼痛、夜盲症等具有良好的改善和保健功效，尤其可以改善眼睛肿痛、视力低下等症状。

【按摩方法】1.婴幼儿取坐位或仰卧位，父母双手高举，微握拳，掌心朝向婴幼儿的面部。

2.父母将一手大拇指弯曲，用其指关节轻轻刮拭婴幼儿一侧阳白穴，至产生酸痛感为宜。

3.左右两侧穴位交替进行，每次刮拭时间应控制在1～3分钟，每天早晚各刮拭1次即可。

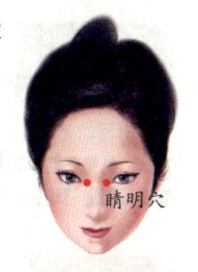

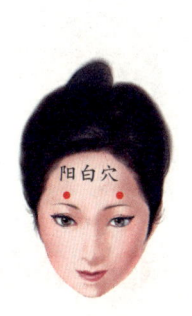

听觉——激发听觉潜能，完善孩子的听力

对婴幼儿而言，听觉是智力发展的决定因素，也是与父母、外界交流的重要方式，是孩子们学习知识、修养身心、形成个性的基本途径。经常给婴幼儿按摩耳部，可刺激婴幼儿的听觉神经，为激发听觉潜能做充足准备。

抚触

[按压颈后部，增强听力]

【操作步骤】

1. 一只手搂住婴幼儿的小胸脯，另一只手的中指与拇指指腹轻轻按压其耳垂背后（图①）。
2. 用拇指与食指按压婴幼儿腭骨上端先天凹陷处，并沿腭骨边缘下移至喉咙。从后颈部再次按摩腭骨处（图②、图③）。

【功效主治】经常给婴幼儿做这套按摩，可避免耳垢的生成，提高听力。

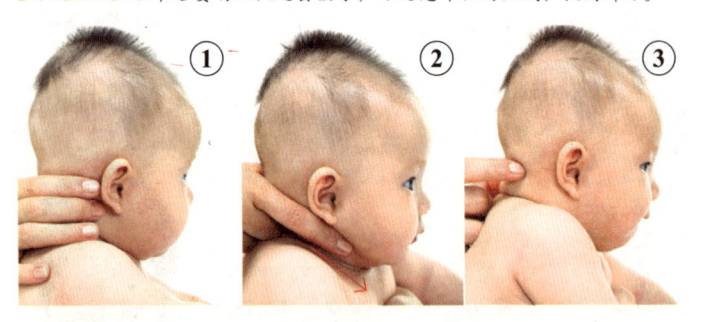

国医小课堂

按摩过程中，当手指触及婴幼儿的耳部时，如果婴幼儿出现强烈的哭闹行为，应立刻停止手上的动作，检查婴幼儿耳部是否出现异常状况，必要时须咨询医生。

按摩

< 下关穴 >

【定位取穴】本穴位于面部，耳前方，颧弓与下颌角形成的凹陷处，或耳屏前约一拇指横指处。

【功效主治】下关穴位于耳部，经常按摩可以打通耳部经络，达到聪耳开窍的效果，对于治疗耳聋、耳鸣等症状有显著功效。

【按摩方法】1.婴幼儿取坐位或仰卧位，紧闭口。
2.父母双手微握拳，食指和中指并拢，食指贴在耳垂旁，用中指指腹按压婴幼儿的下关穴，至产生微痛感为止。左右两穴交替进行，每次按压2分钟左右，每天至少按压1次。

< 听宫穴 >

【定位取穴】本穴位于面部，耳屏前，下颌骨髁状突的后方，张开口时的凹陷处。

【功效主治】书有记载"治耳聋如物填塞、无所闻等"，这是对听宫穴主治病症的概述，可见经常按摩听宫穴，对于治疗耳部疾病及听觉方面的疾患都有积极的作用。

【按摩方法】1.婴幼儿取坐位，目视正前方，口微张。
2.父母用一手大拇指指端轻轻插入婴幼儿耳屏前的凹陷处，然后用指端轻轻地按压听宫穴，至局部产生刺痛感为宜。
3.左右两穴交替进行，每次按压的时间应控制在1~3分钟。

< 颅息穴 >

【定位取穴】本穴位于头部，在角孙与翳风之间，耳轮连线上的1/3处。

【功效主治】颅息穴具有通窍聪耳、清热宁神的功效，常按此穴对治疗耳部疾病、促进听力发展等有显著作用。

【按摩方法】1.婴幼儿取站位，父母将一手食指和中指并拢，置于婴幼儿的耳后根处。
2.父母按照顺时针方向，按揉颅息穴1~3分钟，每天至少按揉2次。

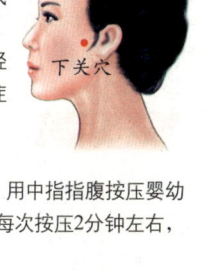

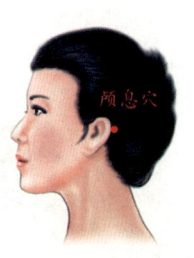

体质——促进筋骨发育，增强体格

婴幼儿的运动量非常小，单靠自行运动，达不到强身健体的目的。此时，父母可通过按摩的方式帮助婴幼儿进行被动运动，以促进肌肉及筋骨的发育，这对增强体质很有效。

抚触

〔揉揉大拇指，强健筋骨〕

【操作步骤】 父母用一只手握住婴幼儿的手，另一只手捏住婴幼儿大拇指第二指节，轻轻按揉片刻后，稍微加大力气，反复按揉。结束后，换另一只手继续按摩（图①）。

【功效主治】 由于胃经位于大拇指的第二节处，按摩此处可强化消化吸收功能，有助于为婴幼儿的生长发育提供营养，从而促进婴幼儿茁壮成长。

〔搓搓足底内侧，保健康〕

【操作步骤】 父母将手指搓热后，放在婴幼儿脚底内侧，上下搓揉，两只脚交替进行（图②）。

【功效主治】 足底内侧是胃、小肠、大肠反射区所在地，经常按摩有促进婴幼儿胃肠发育的作用，而胃肠发育完善是体质提高的保障。

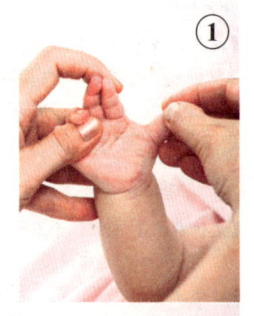

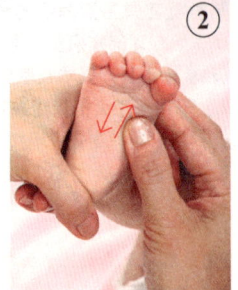

国医小课堂

为体质较弱、消化吸收功能不佳的婴幼儿进行按摩时，以上两种按摩方式不能同时进行。

按摩

< 太白穴 >

【定位取穴】本穴位于足内侧缘，在足大趾本节后下方赤白肉际的凹陷处。

【功效主治】经常按摩和捶打此处穴位，能够治疗各种脾虚，如先天脾虚、病后脾虚等，从而进一步增强孩子的身体抵抗力，并强壮筋骨。

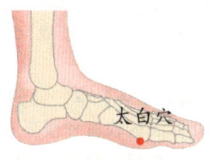

【按摩方法】1. 婴幼儿取仰卧位，父母用大拇指指腹轻轻推按婴幼儿的足内侧缘，至局部出现酸胀感为宜。

2. 父母先用大拇指指腹垂直按压婴幼儿的一脚太白穴，再换另一只脚按压。每天早晚各按压1次，每次按压以1~3分钟为度。

< 命门穴 >

【定位取穴】本穴位于腰部，在身体后正中线上，第二腰椎棘突下的凹陷处。

【功效主治】命门穴是人体生命之本，对精力衰退、身体疲劳有极大的改善作用，可以促进小儿体格的强健、肌肉的强壮等。

【按摩方法】1. 婴幼儿取背坐位，双手自然下垂。

2. 父母用一只手的中指指腹轻轻按住命门穴。

3. 换双手的中指指腹同时用力揉按孩子的命门穴，力度以局部出现酸、胀、痛感为宜。

4. 用左右手的中指轮流往下按揉命门穴，先左后右，每次按揉3~5分钟。

< 神阙穴 >

【定位取穴】本穴位于腹中部，在脐中央处。

【功效主治】本穴位于脐中，对提高小儿体质有着明显的疗效。常按此穴，不仅有助于改善小儿体质虚弱，还有助于帮助小儿病后迅速恢复体力和精力。

【按摩方法】婴幼儿取仰卧位，父母在抚触腹部的同时，用掌心按顺时针方向按揉婴幼儿的神阙穴及其脐周四穴（位于肚脐周围上下左右各1寸处）20圈，

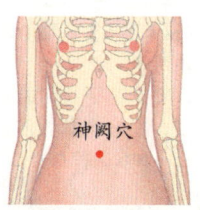

然后用拇指指腹轻轻点按婴幼儿的脐周穴位3~5次。

< 涌泉穴 >

【定位取穴】本穴位于足底部,卷足时足前部凹陷处,约在足底二三趾趾缝纹头端与足跟连线的前1/3与后2/3交点处。

【功效主治】本穴位于足心,属于"生命之泉眼",对于小儿体质的改善和提高有着强大的功效,更可以帮助小儿改善虚弱和阳衰等不良症状。

【按摩方法】1.婴幼儿取仰卧位,双手置于身体两侧。
2.父母用双手拇指指端用力按揉婴幼儿双足的涌泉穴,两穴各按揉200次,至局部产生微热感为宜。

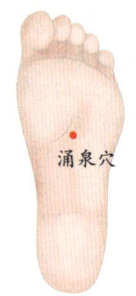

< 三关 >

【定位取穴】位于婴幼儿前臂,在其靠近大拇指的一条直线上。

【功效主治】常按三关,可有效治疗小儿的气血不足、病后体衰、手脚冰凉、寒证引发的腹泻和风寒等,从而增强身体的抵抗力,促进体质的改善和提高。

【按摩方法】1.婴幼儿取舒适体位,双手略抬起。
2.父母用大拇指或食指和中指指腹推按三关,从腕部一直推向肘部。

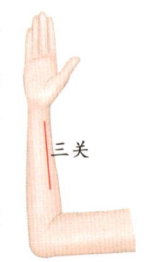

< 督脉 >

【定位取穴】在背部,循行于脊柱正中。

【功效主治】常按揉督脉,有利于促进气血循环,丰盈血液供给,帮助小儿改善面色和气色,有利于促进小儿体质的恢复和身体的健康。

【按摩方法】1.婴幼儿取俯卧位,双手置于身体两侧。
2.父母在婴幼儿的腰背部抚触时,加推脊柱,并按揉其背部督脉和足太阳膀胱经各15~20次,捏脊3~5次。

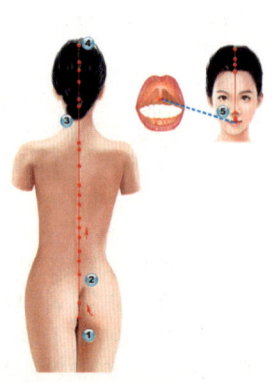

免疫力——激发免疫潜能，筑起健康防护网

婴幼儿的免疫系统功能发育尚不健全，免疫力较成年人低很多，因此极易患感染性和传染性疾病。要想提高婴幼儿的免疫力，除了调整饮食结构，经常为婴幼儿按摩，也可使婴幼儿平安度过"多事之秋"。

抚触

[抚触胸脯，提高免疫力]

【操作步骤】

1. 右手按在婴幼儿左大腿根处，左手放在右肋下缘腋中线，抚摸至左锁骨处。婴幼儿不配合时，也可用一只手握住他"不安分"的小手或小脚（图①、图②）。

2. 左手按在婴幼儿右大腿根处，右手放在婴幼儿左肋下缘腋中线，抚摸至右锁骨处（图③、图④）。

3. 抚触力度应适中，以婴幼儿感觉舒适为度，如此反复抚摸5次，每天至少按摩2次，以早晚各1次为最佳。

【功效主治】小胸脯是心脏、肺等身体重要器官的栖息地，同时胸腔内还具有和淋巴结功能相同的主掌免疫力的胸腺，倘若按摩有方，对强身健体、增强脏腑、提高免疫力均有益处，还可以激发婴幼儿的免疫系统潜能，为其建立牢固的防护网。

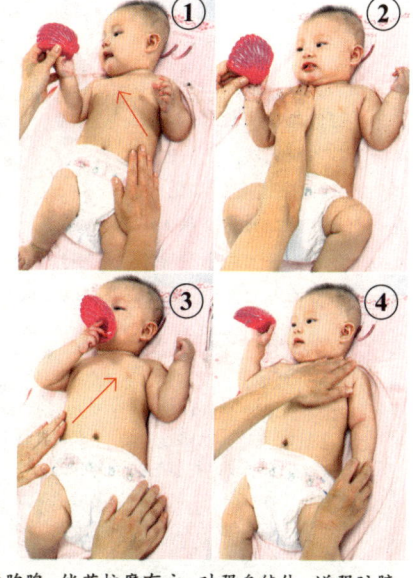

85

〔抚触头部，增强体魄〕

【操作步骤】

1. 婴幼儿取坐位，父母用一手轻轻地托住婴幼儿的头颈部，另一手从婴幼儿的前额发际处向下抚摸，至下腭为宜（图⑤、图⑥）。
2. 换另一侧做同样的按摩（图⑦、图⑧）。
3. 每次按摩需要保持2～3分钟，每天早晚各按摩1次为最佳。

【功效主治】 婴幼儿的头颈部虽然小，但汗腺系统却很发达，经常按摩头颈部，可增强汗腺系统的功能，促进婴幼儿的新陈代谢正常化，有利于提高婴幼儿的身体免疫力。另外，经常按摩头颈部，有利于促进血液循环，以便于身体各个部位获得所需的充足营养、氧气以及血液，从而激发婴幼儿的身体免疫系统。

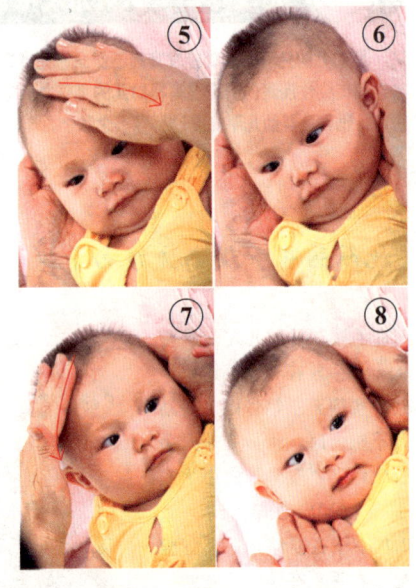

国医小课堂

◎按摩小胸脯时，避免用整个手掌进行，仅用手指指腹就可以了，特别是按摩到锁骨处，更不能用力。手掌的施力面积较大，且容易用力过度，而指腹则可以达到轻轻抚触的目的。

◎新生婴儿的乳腺非常敏感，按摩时应避开乳头部位。

◎通常情况下，按摩力度应根据按摩部位的不同而定。由于胸部拥有很多重要器官，因此力度要小一点。为了不惊吓到孩子，还可以一边与他说话，一边轻柔地触摸。

[抚触足部，强身健体]

【操作步骤】

1. 婴幼儿取仰卧位，父母把双手搓热，分别置于婴幼儿的两腿根部，从上至下，一直推揉至脚踝，先轻后重，反复推揉（图⑨）。

2. 父母将蘸精油的手搓热，一只手握住婴幼儿的脚踝，另一只手上下反复搓揉小腿外侧（图⑩）。

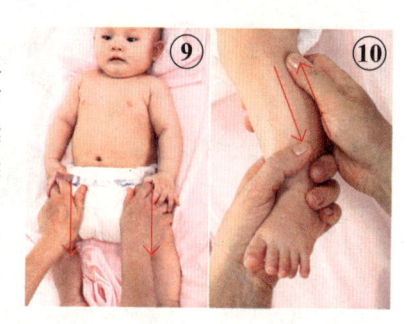

【功效主治】◎从大腿根部按摩至脚踝处，能增加免疫细胞，提高免疫力。◎按摩小腿外侧能调节脾胃功能，提高免疫力，促进婴幼儿健康成长。

[抚摸臂部，增强抵抗力]

【操作步骤】

1. 左手握住婴幼儿左手腕，右手从婴幼儿左手臂的顶部向下抚摸，然后稍微将婴幼儿的手臂向外挪，并轻轻拉直手臂。反复做3～4次（图⑪）。

2. 左手握住婴幼儿左手腕，用右手掌下缘与手指指腹合力揉捏婴幼儿的左手臂。右手臂也如此（图⑫）。

3. 结束1～2的动作后，可以双手同时揉捏宝宝的小手臂，让他彻底放松（图⑬）。

4. 第3步按摩结束后，再将手滑至婴儿的小手处，轻轻揉捏（图⑭）。

【功效主治】人体的腋下有许多由淋巴管组成的腋窝淋巴结，淋巴液在淋巴

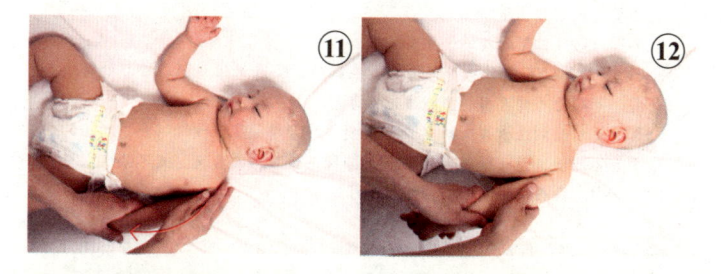

⑬ ⑭

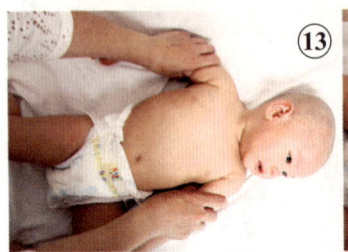

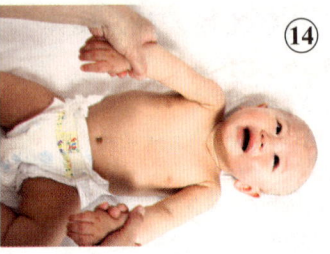

管中流动，淋巴液中所含的淋巴细胞是白细胞的一种，具有杀灭细菌或微生物的作用。按摩臂部可以刺激淋巴结，直接或间接地促进淋巴细胞的分泌，杀死细菌及微生物。被杀死的细菌或微生物可通过汗腺排出体外，按摩油在一定程度上，可清除通过汗腺被排出体外的细菌及微生物，达到提高免疫力的目的。

国医小课堂

一些孩子好像一年到头都在感冒、发烧，每个月要看好几次医生，家长不免忧心忡忡："我的孩子经常生病，是不是抵抗力太差了？"婴幼儿的免疫系统功能发育尚不健全，免疫力较成年人低，易患感染性和传染性疾病。事实上，人们常说的抵抗力，与身体的免疫力息息相关。要想提高婴幼儿的免疫力，除了调整饮食结构，常为婴幼儿按摩，也可使婴幼儿平安度过"多事之秋"。但抚触按摩时应注意以下问题：
◎按摩小手臂时，可以轻轻摇摆婴幼儿的身体，促使他慢慢放松，当婴幼儿的肌肉处于完全放松的状态时，说明按摩手臂的目的已经达到了。
◎不要触摸婴幼儿疼痛的地方。
◎不要在关节部位施加压力。
◎不可以勉强拉婴幼儿的小手臂。
◎6个月的婴幼儿手臂总是弯曲着放在胸处，父母无须勉强拉开婴幼儿的手臂，可顺着手臂弯曲的曲线进行按摩。
◎随着婴幼儿的生长发育，其手臂会变得越来越灵活，按摩时，婴幼儿的小手会不停地挥舞，给按摩制造许多障碍。父母别太着急，更不必阻止婴幼儿玩耍，顺着他玩耍的姿势按摩就可以了。

消化——促进消化吸收，提供机体发育需要

消化系统一旦不健全，小儿就会出现食欲不振、消化不良的问题，甚至出现拒食的情况，此种问题多出现在1~6岁的婴幼儿身上。出现这种问题很有可能会影响婴幼儿的生长发育，这时的父母应该马上行动起来，通过抚触和按摩帮助婴幼儿解决胃口和吸收问题，为婴幼儿的成长发育创造条件。

抚触

〔I Love You的胸部抚触法〕

【操作步骤】

1. I：用右手在宝宝左腹由上至下画一个英文字母"I"（图①）。
2. Love：顺着父母的方向由左至右画一个倒写的"L"（图②）。
3. U：顺着父母的方向由左至右画一个倒写的"U"（图③）。
4. 不要用整个手心按，也不能用太大的力气给婴幼儿按摩。

【功效主治】 这套胸部抚触动作，能够间接影响腹部的血液循环，帮助婴幼儿改善胃肠部的消化吸收功能，从而促进婴幼儿的食欲和营养摄取。

〔推抚脾经〕

【操作步骤】

1. 婴幼儿取仰卧位或坐位，两手自然地置于身体两侧。
2. 父母用左手拇指和食指指腹对捏婴幼儿的大拇指，按照顺时针方向推抚脾经，至局部产生温热感为宜。

【功效主治】 脾胃相表里，常按脾经，对于改善婴幼儿消化系统功能有显著疗效，可改善小儿积食、消化不良等不适。

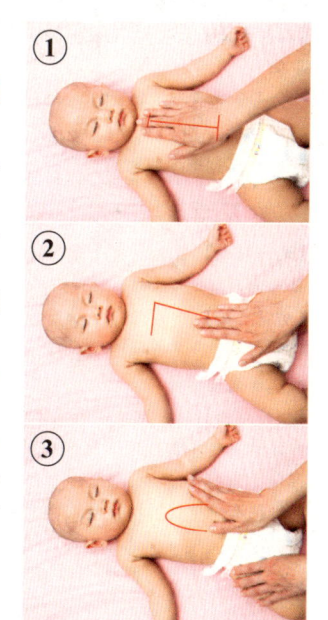

按摩

< 鱼际穴 >

【定位取穴】本穴位于第一掌指关节后凹陷处，在第一掌骨中点桡侧，赤白肉际处。

【功效主治】鱼际穴与肠胃功能有着密切联系，常按鱼际穴，可有效改善和缓解消化系统疾病，并能积极地促进婴幼儿的食欲。

【按摩方法】1. 婴幼儿取坐位，双腿屈膝，双手向前平伸。

2. 父母用右手大拇指指腹轻轻地旋揉婴幼儿的手掌大鱼际（即大拇指下方，在手掌肌肉隆起的地方），并重点按压其鱼际穴，至局部产生酸胀感为宜。

< 外劳宫穴 >

【定位取穴】本穴位于手掌背正中，与手掌内劳宫穴相对应。

【功效主治】外劳宫穴对于治疗消化系统疾患有着积极的作用，对改善和缓解小儿消化不良、积食、小腹胀满等有显著疗效。

【按摩方法】1. 婴幼儿取舒适体位，或坐位，或仰卧位，双手掌心需保持向上。

2. 父母用右手食指指腹轻轻按揉婴幼儿一手的外劳宫穴，至局部产生微热感或刺痛感为宜。

3. 左右两穴交替进行，每次每穴按揉1～3分钟，每天至少按揉2次，以早晚各1次为最佳。

< 大椎穴 >

【定位取穴】本穴位于第七颈椎棘突下凹陷处，或低头后项高骨下的凹陷处。

【功效主治】大椎穴与背部诸多穴位有着千丝万缕的联系，对于腹部、胃部、大肠、小肠的正常机体功能均有促进和改善作用，尤其可以促进婴幼儿消化，改善消化不良、积食、腹胀、腹痛、胃脘胀痛、胃痉挛

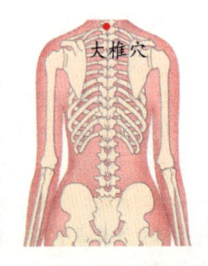

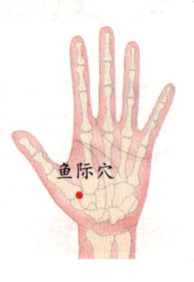

等多种不适。

【按摩方法】1.婴幼儿取俯卧位,两手自然置于身体两侧。

2.父母用双手食指轻轻地抵在脊柱最下方的长强穴,然后双手大拇指指腹交替在脊柱上做按压、提捏、捻动等动作,由下往上行,一直按摩至颈部的大椎穴为止。

3.反复进行6次,最后1次时,则可以用两手的大拇指在婴幼儿的背俞穴轻轻抚摸3下。

4.每日晨起进行此项操作效果会更好,且需要长期地坚持下去;若婴幼儿晨起不配合,也可以趁孩子熟睡的时候轻轻地按摩。

< 足三里穴 >

【定位取穴】本穴位于小腿前外侧,膝眼穴下3寸,距胫骨前缘一横指处。

【功效主治】常按足三里穴,可以打通气血循环,保证婴幼儿体内的气血充足,以便更好地消化食物,吸收营养和能量,保证体力和精力充沛。

【按摩方法】1.婴幼儿取坐位或仰卧位,双手放松地下垂或置于身体两侧,双膝弯曲呈90°。

2.父母以一手大拇指指腹或中指指腹轻轻地按揉足三里穴,至局部出现胀痛感为宜。

3.左右两腿的穴位交替进行,每次按揉2分钟左右,每天至少按揉2次,以早晚各按揉1次为最佳。

< 大肠经 >

【定位取穴】位于食指的外侧缘,从虎口处一直推向食指尖。

【功效主治】大肠经对于治疗肠胃疾病有特殊功效,尤其对于小儿消化不良,如积食、腹胀、胃胀等有显著疗效,同时还能促进小儿的食欲,提高其吸收发育所需的各种营养物质,帮助其茁壮成长。

【按摩方法】1.婴幼儿取坐位,双手自然下垂。

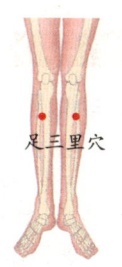

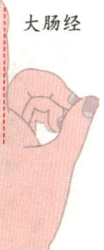

2.父母以补的手法,用一手拇指指腹按揉婴幼儿一手的大肠经,再换另一手进行按揉,每穴每次按揉100次,每天至少1次。

皮肤——调节激素分泌，呵护肌肤健康

皮肤内聚集着丰富的神经末梢，是人体最大的体表触觉器官，为中枢神经系统外感受器。舒适的抚触，主要是通过对婴幼儿皮肤的刺激加快脑神经细胞的发育。

另外，孩子的皮肤问题也常令父母揪心，如湿疹、牛皮癣、红肿、瘙痒等，都是婴幼儿易患的皮肤顽疾。给婴幼儿做足底按摩，则能预防某些皮肤疾病，改善皮肤问题。

《抚触》

[足底按摩唤醒肌肤]

【操作步骤】

1. 从右脚开始，用两手拇指指腹沿婴幼儿的后脚跟到大脚趾逐个区域平滑推进。左脚也如此（图①）。
2. 拇指按住两只脚的腹腔神经丛反射区，轻轻按压（图②）。
3. 左手握住婴幼儿右脚跟，右手拇指及食指捏住婴幼儿右大脚趾依次转圈按摩。左脚也如此（图③）。
4. 每个步骤都应维持在30秒以内，左右脚各按摩4次。

【功效主治】按摩足底反射点，可以平衡婴幼儿体内的激素分泌，从而平衡肌肤油水失调状况，有效改善皮肤问题。

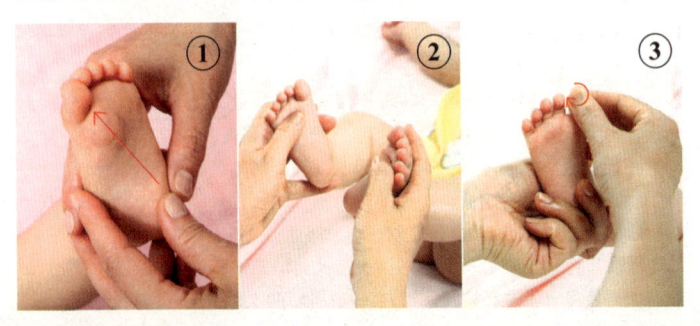